皮肤瘙痒防治百问

主 编

沈 冬 王煜明

编著者

王 宁 王俊慧 孔 倩

闫雨荷 翟瑞洁

金盾出版社

内容提要

　　本书以问答形式,详细介绍了常见皮肤病和全身性疾病引起局部或全身瘙痒的发病机制、诱发或加重因素、临床特点、中西医治疗方法和预防措施。其内容丰富,通俗易懂,科学实用,适合于广大患者和基层医务人员阅读。

图书在版编目(CIP)数据

　　皮肤瘙痒防治百问/沈冬,王煜明主编.—北京 :金盾出版社,2016.2(2017.1 重印)

　　ISBN 978-7-5186-0552-1

　　Ⅰ.①皮… Ⅱ.①沈…②王… Ⅲ.①瘙痒—中西医结合—防治—问题解答 Ⅳ.①R758.3-44

　　中国版本图书馆 CIP 数据核字(2015)第 227666 号

金盾出版社出版、总发行

北京太平路 5 号(地铁万寿路站往南)

邮政编码:100036 电话:68214039 83219215

传真:68276683 网址:www.jdcbs.cn

封面印刷:北京印刷一厂

正文印刷:北京万博诚印刷有限公司

装订:北京万博诚印刷有限公司

各地新华书店经销

开本:850×1168 1/32 印张:6.25 字数:130 千字

2017 年 1 月第 1 版第 2 次印刷

印数:3 001~6 000 册 定价:19.00 元

(凡购买金盾出版社的图书,如有缺页、
倒页、脱页者,本社发行部负责调换)

序

皮肤瘙痒既是一种症状,也是一种独立的疾病,如果无其他疾病,只有瘙痒就是瘙痒症。瘙痒也是很多疾病的外在表现,如糖尿病、肝胆及肾脏等疾病都可伴有瘙痒,这也是外病内治的根据。

皮肤瘙痒,是每个人都曾遇到过的,处理好则很快烟消云散,处理不好会在你身上留个"根据地",时不时地让你感受它的"威力"。有些患者治病心切,轻信某些不实的广告宣传而乱投医,致使原有皮肤病治不好反添新疾。皮肤瘙痒虽不是大病,但却影响人们的正常生活。

《皮肤瘙痒防治百问》一书是由沈冬副主任医师及其团队成员共同撰写的科普类书籍,书中深入浅出地介绍了常见皮肤病瘙痒和由内科疾病导致的皮肤瘙痒的诊断、鉴别、治疗、护理和预防,尤其阐述了中医药治疗皮肤瘙痒的优势和针灸治疗的特色及疗效。书中对于人们常遇到的关于皮肤瘙痒的相关问题给予答疑,对较顽固的皮肤瘙痒根据其特点和伴随的症状等蛛丝马迹,以及致病因素和可能的原发病进行了深入辩解,为标本兼治提供了依据。

沈冬医生已经临证 20 余年，是中国中医科学院广安门医院皮肤科湿疹皮炎组组长，国家中医药管理局重点专科的湿疹学科带头人，擅长治疗湿疹皮炎类、带状疱疹等皮肤病，堪称"皮坛（科）新秀"，在诊治皮肤瘙痒方面有其独到之处。

中国中医药学会外科学会秘书
中国中医科学院研究生部客座教授

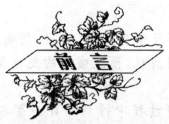

前言

春季是万物复苏，百花开放的时节，同时春天也带来了花粉、柳絮、孢子、动物毛发，很多过敏体质的人却无暇顾及这美景，频频被瘙痒困扰着。瘙痒不仅发生在过敏性疾病中，很多非过敏性皮肤病也会出现瘙痒，如由于环境干燥引起的皮肤瘙痒，微生物感染引起的瘙痒，自身免疫性皮肤病、系统性疾病引起的瘙痒，精神紧张压力过大引起的瘙痒加重等，其中大部分瘙痒可以通过饮食习惯的改变、心情的放松及生活方式的调整而消除或缓解。这就是希望本书能为您解决的问题之一。

瘙痒是湿疹、皮炎、荨麻疹等多种皮肤病的主要症状，但在其他系统疾病和肿瘤患者中也很常见，有时瘙痒是其他疾病的早期症状，故本书能提醒读者关注瘙痒与内科疾病的关系，掌握以外知内的防病知识。

作者将积累多年的临床经验编著成书，力求从多方面来阐述瘙痒的共性与个性及防治之法。书中介绍了常见的近百种与瘙痒相关的皮肤病的防治方法，无论是虫咬皮炎还是系统性疾病的皮肤瘙痒，均从病因、常规治疗和护理等几个方面进行了深入浅出地阐述，以便让人们知其所以然，更好地防患于未然，充实医学保健知识，了解自己的病情及就诊时机。书中重点介绍了对瘙痒有明显优势的传统中医中药及针灸疗法，使得中医药治疗瘙痒成为一种趋势。

本书内容涉及面较广，且实用、简明，希望帮助读者认识瘙痒的病因病机，预防瘙痒的发生及更科学合理地治疗瘙痒。

本书在编写过程中得到了许多著名医家的大力支持，在此对他们表示衷心的感谢。还特别感谢李博鑑教授为本书作序。希望《皮肤瘙痒防治百问》一书的出版能给广大读者，特别是皮肤瘙痒患者带来帮助。限于编者的水平，若有错误和疏漏之处，恳请读者指正。

作　者

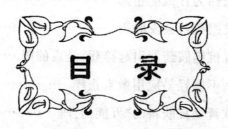

目 录

一、概述 ……………………………………………… (1)

　1.瘙痒仅仅是皮肤病吗 ……………………………… (1)

　2.瘙痒会传染吗 ……………………………………… (2)

　3.勤洗澡可以缓解瘙痒吗 …………………………… (3)

　4.热水烫浴可以缓解瘙痒吗 ………………………… (4)

　5.为什么会出现季节性皮肤瘙痒 …………………… (5)

　6.季节性皮肤瘙痒应如何护理 ……………………… (7)

　7.什么是皮肤过敏试验 ……………………………… (8)

　8.过敏原的检测有什么意义 ………………………… (9)

　9.过敏试验能查出所有的过敏原吗 ……………… (10)

　10.脱敏治疗能止痒吗 ……………………………… (11)

　11.止痒的外用制剂有哪些 ………………………… (12)

　12.有些人为什么皮肤一划就红肿 ………………… (13)

　13.皮肤同形反应是怎么回事,常见于哪些病 ……… (14)

　14.皮肤病会遗传吗 ………………………………… (15)

　15.引起瘙痒的因素有哪些 ………………………… (16)

16.抗组胺药为什么能止痒 ……………………… (17)

17.服用抗组胺药会发胖吗 ……………………… (19)

18.有人说抗组胺药能引起猝死,是真的吗 ……… (20)

19.为什么不能轻易应用激素止痒 ……………… (21)

20.激素软膏是皮肤科的"万能药"吗 …………… (22)

21.家庭常备的皮肤科用药有哪些 ……………… (23)

22.紫外线光疗可以缓解瘙痒吗 ………………… (25)

二、感染性皮肤病瘙痒 …………………………… (26)

1.口角反复起又痒又痛的小水疱是什么 ……… (26)

2.水痘瘙痒可以搔抓吗 ………………………… (27)

3.带状疱疹可以引起疼痛,会瘙痒吗 ………… (28)

4.传染性软疣为什么不可以搔抓 ……………… (29)

5.孩子发热、全身出皮疹、瘙痒会是什么病 …… (30)

6."痧子"瘙痒是恶化的表现吗 ………………… (33)

7.扁平疣瘙痒怎么办 …………………………… (34)

8.手足有瘙痒的小疹子会是手足口病吗 ……… (35)

9.毛囊炎瘙痒能用热水烫洗吗 ………………… (36)

10.皮肤疖肿能通过搔抓传染吗 ………………… (37)

11.小腿红斑、瘙痒会是丹毒吗 ………………… (38)

12.臁疮搔抓会加重瘙痒吗 ……………………… (39)

13.有人说"黄水疮再痒也不能挠"对吗 ………… (40)

14.为什么脓疱有的痒,有的不痒呢 ………………… (41)

15.阴囊"圈癣"瘙痒却不是股癣,是什么呢 ……… (42)

16.腋毛癣瘙痒吗 …………………………………… (43)

17.夏天脚底出水疱且瘙痒是足癣吗 ……………… (44)

18.脚趾间糜烂、渗出、瘙痒是怎么回事 ………… (45)

19.手掌皮肤变厚、粗糙、裂口伴瘙痒是怎么回事 … (46)

20.汗斑为什么在夏天出现,是否会伴有瘙痒 ……… (47)

21.养猫后,身上出现圆形皮疹瘙痒是猫癣吗 ……… (48)

22.股癣为什么易发生在出租车司机身上,其瘙痒

如何预防 ………………………………………… (49)

三、寄生虫、昆虫等所致皮肤病瘙痒 ……………… (51)

1.肛周瘙痒是有寄生虫吗 ………………………… (51)

2.宝宝肛门瘙痒是蛲虫在作怪吗 ………………… (53)

3.夏天常被蚊虫叮咬是小事吗 …………………… (54)

4.户外活动时被"毒虫"叮咬怎么办 ……………… (56)

5.虱子叮咬后瘙痒吗 ……………………………… (58)

6.养宠物后身上瘙痒是不是跳蚤惹的祸 ………… (59)

7.臭虫有何生活习性,叮咬后瘙痒吗 …………… (60)

8.蜱虫叮咬是什么样 ……………………………… (61)

9.全家人一到夜间就瘙痒是怎么回事 …………… (63)

10.螨虫会引起皮肤瘙痒吗 ………………………… (64)

11.被水母蜇伤又痒又痛,可以用水冲洗吗 …………… (65)

四、物理性皮肤病瘙痒 …………………………… (67)

1.痱子痒吗 …………………………………………… (67)

2.夏季皮炎会瘙痒吗 ………………………………… (68)

3."低温"也能烫伤皮肤吗,有瘙痒感吗 …………… (69)

4.冻疮又痒又痛怎么办 ……………………………… (70)

5.日光暴晒后皮肤红肿、瘙痒怎么办 ……………… (71)

6.一到夏天皮肤就瘙痒,是日光在作怪吗 ………… (72)

7.吃野菜所致日光性皮炎瘙痒吗 …………………… (73)

8.宝宝玩沙子后手上出现"痒疙瘩"怎么办 ……… (74)

9.皮肤被"汗腌了",又红又痒怎么办 ……………… (75)

五、红斑、鳞屑性皮肤病瘙痒 ………………… (77)

1.什么是多形红斑,剧烈瘙痒怎么办 ……………… (77)

2.什么是红皮病,为什么会"红皮" ………………… (78)

3.红皮病致全身瘙痒难忍怎么治疗 ………………… (79)

4.红皮病全身瘙痒生活中应注意什么 ……………… (80)

5.夏季出现很痒的环状皮疹是什么病 ……………… (81)

6.银屑病分哪几型,瘙痒吗 ………………………… (82)

7.银屑病患者如何预防瘙痒 ………………………… (83)

8.副银屑病与银屑病有什么区别,瘙痒吗 ………… (84)

9."母斑"是怎么回事,瘙痒怎么解决 …………… (85)

10.毛发红糠疹瘙痒吗,应如何处理 …………… (86)

11.扁平苔藓会出现在哪些部位,瘙痒剧烈怎么办 …… (87)

12.线状苔藓什么样,很痒怎么办 ……………… (88)

六、过敏性皮肤病瘙痒 ……………………… (89)

1.春天脸部变红有小疹子且很痒是什么病 …… (89)

2.接触膏药后局部红肿、瘙痒、出水疱是怎么
回事 ………………………………………… (90)

3.奇痒的"扁疙瘩"是什么病,为什么时起时消 …… (91)

4.皮肤一碰就发红、起风团和瘙痒见于什么病 …… (92)

5.中医如何治疗荨麻疹 ……………………… (94)

6.服药后出现皮疹、瘙痒是药疹吗,什么药容易
发生药疹 …………………………………… (95)

7.为什么感冒时服某种药后嘴唇上就出现暗红
色、瘙痒性斑片 …………………………… (96)

8.发热服用头孢后全身出红疹瘙痒,是药疹还是
病毒疹 ……………………………………… (97)

9.为什么有时眼睛、口鼻和皮肤一起瘙痒 …… (98)

10.肘窝、腘窝干燥、瘙痒不愈是什么病 ……… (99)

11.为什么特应性皮炎患者瘙痒剧烈 ………… (100)

12.特应性皮炎的患者如何避免诱发瘙痒 …… (101)

13.中药如何缓解特应性皮炎的瘙痒 ………… (102)

14.宝宝的小屁屁上又红又痒,还能用尿不湿吗 …… (103)

15.皮疹流水伴瘙痒就是湿疹吗 …… (104)

16.中医是如何辨证治疗湿疹瘙痒的 …… (105)

17.怎样护理才能缓解湿疹的瘙痒 …… (106)

18.女性面部反复出现红斑瘙痒应如何护理 …… (107)

19.中药湿敷是否可以缓解湿疹瘙痒 …… (108)

20.经常锻炼身体就不会得湿疹了吗 …… (109)

21.吃发物会加重瘙痒吗 …… (110)

22.湿疹患者瘙痒时吃什么食物为宜 …… (112)

23.为什么情绪不好时也会加重湿疹的瘙痒 …… (113)

24.全身都是"虫咬包"痒得很,是虫子咬的吗 …… (113)

25.口周皮炎是因为瘙痒舔出来的吗 …… (114)

26.春秋季儿童手掌起小水疱、瘙痒是怎么回事 …… (115)

27.面部皮疹外用糖皮质激素类药膏有效,为何

　　一停药就红肿瘙痒 …… (116)

七、神经功能障碍性皮肤病瘙痒 …… (118)

1.全身皮肤瘙痒时无皮疹是怎么回事 …… (118)

2.为什么一到秋冬季小腿就痒得掉皮 …… (119)

3.外阴干痒、月经不规律与更年期有关系吗 …… (119)

4.外阴瘙痒如何护理 …… (120)

5.蚊虫叮咬后总是瘙痒并形成硬结怎么办 …… (122)

6.患结节性痒疹十余年,剧烈瘙痒怎么办 ……… (123)

7.一到春天脸就痒,眼皮上总有红斑,可以擦激

素类药膏吗 ……… (123)

8.中药如何辨证洗浴治疗外阴瘙痒 ……… (124)

9.为什么擦激素药膏仍然不能缓解瘙痒 ……… (125)

10.为什么神经性皮炎晚上瘙痒更严重 ……… (126)

11.为什么情绪急躁时会觉得全身瘙痒 ……… (126)

12.总觉得身上瘙痒似有小虫爬,是不是患了寄生

虫病 ……… (127)

13.湿疹与神经性皮炎的瘙痒有什么区别 ……… (128)

14.为什么吃海鲜后原来瘙痒的地方会更严重 …… (129)

15.为什么有时皮肤瘙痒擦护肤霜能缓解 ……… (131)

16.很好的皮肤怎么忽然间就起了这么多疹子 …… (132)

17.为什么能止痒的大蒜和花椒有时用过会更痒 … (132)

18.中医如何治疗瘙痒症 ……… (134)

19.为何安神中药可以治疗神经性皮炎的瘙痒 …… (135)

八、其他皮肤病瘙痒 ……… (137)

1.颜面红斑、瘙痒会是红斑狼疮吗 ……… (137)

2.老年人皮肤上出水疱伴瘙痒是什么问题 ……… (138)

3.天疱疮瘙痒吗,应该怎么办 ……… (139)

4.手脚大批脓疱伴瘙痒与假牙有关吗 ……… (140)

九、内科疾病瘙痒 ………………………………… (142)

　1.糖尿病患者为何会出现皮肤瘙痒 ………… (142)

　2.糖尿病患者皮肤瘙痒如何护理 …………… (143)

　3.甲状腺疾病会引起皮肤瘙痒吗 …………… (144)

　4.甲状腺疾病患者皮肤瘙痒如何护理 ……… (146)

　5.肝胆疾病为什么会引起皮肤瘙痒 ………… (147)

　6.肝胆疾病的皮肤瘙痒如何护理 …………… (149)

　7.肾病会引起皮肤瘙痒吗 …………………… (150)

　8.肾病引起的皮肤瘙痒如何护理 …………… (152)

　9.尿毒症患者皮肤大面积瘙痒用什么药好 … (153)

　10.瘙痒是肿瘤的信号吗 …………………… (155)

　11.肿瘤患者皮肤瘙痒应如何护理 ………… (156)

　12.贫血能引起皮肤瘙痒吗 ………………… (157)

　13.胃病会引起皮肤瘙痒吗 ………………… (158)

　14.孕期皮肤瘙痒一定是妊娠痒疹吗 ……… (159)

　15.孕期皮肤瘙痒应如何护理 ……………… (161)

　16.更年期女性为什么易皮肤瘙痒 ………… (162)

　17.外阴瘙痒一定是感染吗 ………………… (163)

　18.谁是外阴瘙痒的幕后黑手 ……………… (165)

十、穴位刺激疗法治疗皮肤瘙痒 ………… (167)

　1.皮肤瘙痒与经络有关系吗 ……………… (167)

2.针灸为什么能止痒 ……………………………………… (168)

3.止痒有哪些穴位刺激疗法 …………………………… (169)

4.针灸止痒的穴位有哪些 ……………………………… (170)

5.针灸止痒应注意哪些问题 …………………………… (172)

6.放血疗法能止痒吗,怎么"放" …………………… (173)

7.穴位埋线能止痒吗,需要注意哪些事项 ………… (174)

8.艾灸哪些部位可止痒 ………………………………… (175)

9.拔罐能止痒吗,需要注意什么 ……………………… (176)

10.哪些皮肤病可用梅花针止痒 ……………………… (177)

11.电针能止痒吗,可以选择哪些穴位 ……………… (177)

附录　皮肤瘙痒常用药物 ………………………………… (179)

一、概　述

1. 瘙痒仅仅是皮肤病吗

瘙痒，几乎人人都体验过的感觉，就如明代教育家刘元卿的一则文言小短文《瘙痒》所描述："昔人有痒，令其子索之，三索而三弗中。令其妻索之，五索而五弗中也。其人怒曰：'妻子内我者，而胡难我？'乃自引手一搔而痒绝。何则？痒者，人之所自知也。自知而搔，宁弗中乎！"瘙痒就是这样一种自知而难明的不适感，虽不若疼痛般让人难以忍受，但着实也让人坐立不安，心神不宁，唯有搔抓可解，甚至皮破出血，微微疼痛，方觉畅快。美国诗人 Ogden Nash 就曾描述："快乐就是搔抓每一处瘙痒。"正因为瘙痒是这样一种如此普遍的感觉，所以常常被人忽视，以为它只是皮肤小疾，无须挂齿。然而痒则搔之，久而久之，不仅皮肤粗糙肥厚，还耽误了自己的病情。

皮肤是人体最大的器官，也是人体健康的镜子，许多疾病都可以通过皮肤的皮损及感觉表现出来。因此，瘙痒绝不仅仅是皮肤小疾而已，正如中医所说的整体观念，人的五脏六腑、肌表经络本身就是一个整体，瘙痒也可以是许多系统疾病的危险信号灯。目前研究显示，除皮肤疾病之外，内分泌系统疾病、肿瘤、消化系统疾病、泌尿系统疾病等多种疾病,均可产生皮肤瘙痒,而且严重影响患者的身心健康。这类瘙痒大多顽固难愈,部分与本身系统疾病病情相关,常规止痒治疗效果并不理想。

那么,在瘙痒的患者中,有多少患者本身患有可以致痒的系统疾病呢?目前,系统性疾病中瘙痒的流行病学各个国家报道不一,有 10％～50％ 的患者都可发现潜在病因的系统疾病。

因此,如果你有皮肤瘙痒的问题,且长期不能缓解,那么可能是其他系统出现了异常,应该及时去医院就诊,因为瘙痒并非仅仅提示了皮肤疾病。

2. 瘙痒会传染吗

引起瘙痒的疾病很多,若疾病本身具有传染性,那么其他人被传染后也会有瘙痒感,但这并不能说传染的是瘙痒。

有趣的是,在某些情况下瘙痒感也具有"传染性",这种传染往往与疾病本身无关,多与视觉及神经敏感相关。这其实比较容易理解,就像曾有研究指出,笑声和哈欠具有一定的传染性一样,相信很多朋友在日常生活中都有所体验。在面对这两种行为时,都不免被感染,然后做出反应。想象一下,当看到别人在抓痒,或者听到别人剐蹭皮肤的声音,你是不是也觉得皮肤瘙痒不适,甚至想一抓为快呢?

英国学者研究发现,瘙痒的"传染性"其实比笑声和哈欠更高:约 2/3 的志愿者在看到别人抓痒后,会不由自主地产生瘙痒感并进行搔抓。

此外,研究者还在志愿者手臂上分别点上能引起瘙痒感觉的药水或普通盐水,结果显示,观看有人挠痒短片且手臂上点有药水的志愿者不仅抓挠点了药水的部位,还会胡乱地抓挠身上其他部位。这说明药水并不是导致瘙痒的真正原因。

那么,搔抓反应是如何影响大脑的呢？学者们还对志愿者进行了头颅磁共振扫描。扫描结果显示,当观察到别人在抓痒时,大脑感受瘙痒的部位就会被激活,产生瘙痒感。

被传染者的神经敏感才是诱发此类瘙痒发生的关键。一般而言,情绪稳定的人不容易受传染性瘙痒的影响,而一些"神经质"或是较容易受他人情绪影响的人,更易"感染上"这种"传染性瘙痒"。

所以,如果在家中或者办公室同事中遇到有皮肤疾病的人搔抓皮肤,出现了自觉皮肤瘙痒的症状,不必过分担心自己也患了皮肤病,有时候只是"一厢情愿"的想象罢了。

3. 勤洗澡可以缓解瘙痒吗

任何事物都存在两面性,洗澡这件小事也是如此。随着生活水平的提高,人们开始在意美,讲究清洁、干净。我们在读幼儿园、小学的时候,可能就经常被教育:要讲究卫生,勤洗澡,勤换衣物。勤洗澡有利于预防皮肤感染及寄生虫类疾病的侵扰,因此老师的教育不无道理,但勤洗澡也不是所有人都适合。

每周洗多少次澡算勤呢？这个问题就很有意思,天天洗澡算勤,还是 2 天洗一次也算勤呢？我想,这可能需要结合当地气候条件及个人的身体情况、皮肤耐受能力,也需要因时、因地、因人而异。

夏天气温高,人们分泌皮脂能力强,汗液分泌也旺盛,因此洗澡频次可以适当提高,而冬天则相反。此外,每天洗一次澡,对于一个皮脂分泌旺盛的年轻人来说,可能也算不上太勤,而对于一个皮肤干燥的老者来说,如此频繁地洗澡,可能就会引发许多皮肤问题。

皮肤瘙痒的患者,皮肤干燥、脱屑,甚至有红斑、丘疹、糜烂等皮损存在,相对于健康人,其皮肤屏障功能已不同程度损伤。如果勤洗澡,一方面会破坏皮脂、汗液对皮肤的保护作用,进一步加重皮肤干燥;另一方面,如果有原发皮损存在,在洗澡中又搔抓、搓洗,还容易加重皮损,甚至导致局部皮肤感染。

因此,皮肤瘙痒的患者并不适合勤洗澡。需要注意的是,洗澡后在无皮损处未晾干时涂抹保湿霜,对于预防皮肤瘙痒也是颇有益处的。

4. 热水烫浴可以缓解瘙痒吗

德国内科医生塞缪尔·哈芬雷佛在1660年就为瘙痒下了个定义:一种令人不快的感觉,这种感觉会引起抓挠的欲望。许多患者瘙痒症状非常严重,有时候搔抓也不能解决问题,就如患者所说的:越抓越痒。

这个时候应怎么办呢?有部分患者发现,采取热水烫洗的方法较搔抓而言,更能缓解瘙痒。因为热水烫浴时,皮肤会产生可以耐受的疼痛,随着疼痛感的增强,反倒抑制了瘙痒的感觉,使得瘙痒症状暂时缓解。

瘙痒与疼痛有无关联,半个世纪以来,一直是科学家们感兴趣的问题。早先,科学家们认为疼痛和瘙痒只是神经纤维受刺激的强弱不同,传导神经是一样的,而随着研究的深入,这一理论逐渐站不住脚了,最终被抛弃。现在科学家更热衷于瘙痒"特异性"或"选择性"假说,认为瘙痒感的传播可有特异性的神经纤维,然而瘙痒和疼痛选择这些不同的神经纤维也只是敏感程度高与低的问题,也不能完全剥离。所以,正如有学者所说:"这种烧灼痛与瘙痒之间的联系令人非常惊讶也非常有趣。"

然而,通过烫浴所产生的疼痛来抑制瘙痒的方法,并不能控制瘙痒发作的频率,而且烫浴后皮肤末梢神经感觉迟钝,表皮屏障功能受损,局部毛细血管扩张,炎症反应会加重,瘙痒同时也会加重;热水烫浴后,局部的皮肤会变得干燥,瘙痒也会变得加重。有人说"热水烫浴止痒犹如饮鸩止渴",这个比喻在一定程度上还算贴切。

如果瘙痒难以缓解,应及时去医院就诊,找出瘙痒背后的原因,有的放矢,这才是最明智的选择。

5. 为什么会出现季节性皮肤瘙痒

"梨花院落溶溶月,柳絮池塘淡淡风",我想很多人看到这个题目,可能都会想起春天,想起柳絮,只是没有了古人那种坐看柳绵飞如雪的意境。一直不明白,当时满城风絮,难道无人瘙痒?或因为诗意颇浓,所以痒感渐轻?或文人骚客大多一边抓痒一边吟诗?见多了诗词中浪漫的飞絮,如今想着受困扰的患者,还真有几分迷惑。

其实季节性瘙痒,不单单发生在春季,四季均可发生,但发生于春、夏季节和秋、冬季节的瘙痒在发病原因和表现方面略有不同。

(1)春、夏季节皮肤瘙痒的原因及表现:中医学认为,春多风,通于木气,风盛则痒,所以春天容易患瘙痒性疾病;夏月虽木气退化,但火湿当令,夏火灼金,肺主金,肺主皮毛,火湿之气也侵袭皮肤,发为瘙痒。西医学则认为,春、夏季节花木萌发,花粉、柳絮、日光等物质作为变应原增多,可以增加发生过敏的机会,诱发皮肤瘙痒。

春、夏季节皮肤瘙痒,多见于青中年患者,以女性居多。患者可出现明显皮疹,分布常局限于面、颈部和手臂等暴露部位。皮损表现多为红斑、水肿,或可见米粒大小红色丘疹,有的还可表现为湿疹样改变,伴轻度苔藓化,时有糠皮样鳞屑。这种季节性瘙痒,许多患者会反复发生,部分患者在诱发因素减少后,可自行消退。

(2)秋、冬季节皮肤瘙痒的原因及表现:秋气通于金,肺主金,肺主皮毛,秋多燥,肺失濡养,则皮毛枯萎,时作瘙痒;金水相生,若冬失藏养,或为寒邪所侵,肺金不养,则皮毛亦会受损,发为瘙痒。秋冬季节气候干燥,尤其是北方,温度降低之后,皮肤皮脂腺及汗腺功能降低,所分泌的汗液、皮脂减少,皮肤干燥,容易出现瘙痒。如果患者洗澡次数不减少,水温过高,或泡澡、搓澡等,都会使皮肤脱脂严重,水分蒸发加快,出现皮肤瘙痒。

与春、夏季瘙痒不同,秋、冬季瘙痒多发生于40岁以上的中老年人。皮损表现为皮肤干燥、皲裂及脱屑,可见抓痕、结痂，多发生于臀部及下肢，严重时周身可发生瘙痒。

6. 季节性皮肤瘙痒应如何护理

因瘙痒出现的季节及原因不同，在日常生活中的护理也各有侧重，但有些护理细节对于各类季节性皮肤瘙痒都是应该注意的。

(1)关于忌口：研究证实，辛辣刺激性食物可以加重皮肤瘙痒，因此患者要尽量少食用或不食用。而对于海鲜、牛羊肉等尚无定论，需因人而异。

(2)关于洗澡：洗澡需要掌握几个"度"，即温度、频度及时间。洗澡水温度应与体温接近为宜，最好不超过40℃，若水温过高，会使全身表皮血管扩张，加重皮肤炎症，同时使心脑血流量减少，发生缺氧。至于洗澡的频度问题，有学者做过类似研究，认为由于个体差异，所以尚无统一标准，关键看洗完澡之后皮肤是否舒适。若洗澡后皮肤干燥，尤其是小腿胫前出现干燥，就说明洗澡次数多了，应减少频率。如果洗完无任何不适，每天洗澡也未尝不可。洗澡时间均不宜过长，每次洗澡时间以15~30分钟为宜，搓澡和长时间泡澡都不利于皮肤健康。

(3)关于护肤品：许多瘙痒症患者都知道护肤品的重要性，对于秋、冬季节诱发的皮肤干燥瘙痒，应该在洗澡后皮肤尚未完全干燥时外用润肤霜，这样可以有效缓解瘙痒。而对于春、夏季节饱受面部皮肤瘙痒的女性患者，选择合适的护肤产品也很关键。现在市售护肤品琳琅满目，有些产品甚至是致敏原之一，如果使用新换护肤产品出现了皮肤瘙痒,应及时停用,到医院就诊。此外,春、夏季节防晒也很重要,有些患者存在日光过敏症状,因此防晒霜及遮阳工具应及时应用。

(4)其他:人与天地四时相应,顺应季节变化,节饮食,畅情志,适当运动,保证睡眠,对于缓解皮肤瘙痒同样重要。

7. 什么是皮肤过敏试验

顾名思义,皮肤过敏试验就是用试验的方法检测皮肤是否对可疑物质过敏。一般是让皮肤直接接受经过处理的可疑过敏原或刺激因素,经过一定时间后观察皮肤的反应来判断这些过敏原或刺激是否会产生过敏反应,尤其是皮肤过敏反应。比如,到医院打青霉素,打针前所进行的"皮试"就是一种针对药物的皮肤过敏试验。常见的皮肤过敏试验包括皮肤划痕试验、皮内试验、皮肤点刺试验、斑贴试验,其他用于皮肤病的过敏原检测方法还有血清过敏原检测等。

有创性过敏原检测是让皮肤直接接触某种或某类过敏原后,经过15～30分钟,观察皮肤是否出现红斑、风团等现象,以判断是否出现速发型过敏;或者是经过几天后观察皮肤是否出现红斑、丘疹、水疱等,以判断是否发生迟发型过敏。目前,较常用的方法是点刺试验、斑贴试验、血清过敏原检测。点刺试验是在消毒后将过敏原溶液滴在皮肤上,再用针尖经过液滴轻轻刺入皮肤,随后计时间进行观察;斑贴试验则是将过敏原制成固体或半固体的"圆片",将圆片固定在皮肤上约24小时后进行观察;血清过敏原检测则是在抽取静脉血后由检验室观察接触到过敏原后血内成分的变化来判断是否过敏。此外,有些过敏原会引起敏感体质者对光线的过敏反应,接触过敏原后再照光才出现过敏症状,可以通过先斑贴试验再照射紫外线来判断过敏原是否可以引起光过敏。这些检测方法均为有创检查,或具有一定的风险,如对于严重过敏的人,皮内试验甚至可以引起休克,斑贴试验可以使皮肤起大疱等,因此应该由医生根据个体差异选择合适的方法。

8. 过敏原的检测有什么意义

过敏原检测有助于我们寻找过敏原,以确定治疗、护理方案,并指导我们今后生活中的注意事项,在过敏性疾病的治疗中有着极其重要的意义。但是,过敏原的判定却不是那么容易。首先,在日常生活中,我们每天都要接触到许多物质,而几乎所有的物质都有可能引起过敏;其次,每个人的过敏原都不尽相同,在父母子女、兄弟姐妹甚至是双胞胎中都可能存在差异;最后,过敏反应有快有慢,快速的过敏反应可以在几小时甚至几分钟、几秒钟内就出现症状,而慢速的反应有时甚至需要十多天才会出现,在这十多天内我们接触的其他物质也会影响我们的判断。

临床中确定并避免接触过敏原,可以有效地减轻症状,缩短痊愈时间,并提示我们在今后的生活中避免再次接触这种物质,以免疾病复发,甚至可以进行有针对性的脱敏治疗,彻底解除这种烦恼。

许多药物包括急救药物也可能引起过敏,不慎使用这些药物不但不能治病救人,还可能造成二次伤害,加重患者的痛苦。明确过敏药物后可改用效果相同的其他药物,以避免药物过敏的伤害,提高治疗效果。例如,肺炎时如果对磺胺类药物过敏,可以改用青霉素;降血压时对施慧达过敏,可以改用拜新同。药物通常由主要成分和辅助成分(如赋形剂、调味剂)等组成,如果对药物的辅助成分过敏,则只需更改剂型即可保证疗效。如需要使用阿奇霉素时,如果对胶囊成分过敏,改用阿奇霉素片或阿奇霉素颗粒就可以了。

9. 过敏试验能查出所有的过敏原吗

过敏试验很难查出所有的过敏原。首先,在日常生活中大多数物质都有可能引起过敏反应,随着科技水平的发展,我们所接触的物质种类越来越多,使得检查的范围不断地增大;其次,过敏反应是免疫功能紊乱的结果,在人群中过敏原虽然有一定的共同性,但个体之间的差异性也很明显,这种差异在父母子女、兄弟姐妹甚至是双胞胎之间都会存在。每个人都可能有自己特定的过敏原。另外,由于进行过敏试验的皮肤面积是有限的,也不可能测试无限多种类的过敏原。由于上述原因,找到某人所有的过敏原只是在理论上可行,因其需要进行成千上万次的过敏试验。以现有的科技水平,只能测试有限的数种到数十种最常见的、日常生活中最常接触到的过敏原。值得一提的是,近年来还出现了一种较新的磁共振模拟检测法,属于一种无创性过敏试验,其安全性和灵敏度较高,可检测几百至上千种过敏原。在一些技术水平较高的医院,可以提供自带过敏原测试,如果确实存在过敏症状,而常规过敏试验没有发现过敏原或怀疑的过敏物质不在检测范围之内,患者可以自己提供可疑过敏原进行检测。

过敏试验是通过试验法直接观察判定过敏原的方法,虽然这种方法较为客观、可信度较高,但也有其自身的不足。临床中,我们也可以医患合作,通过分析患者的日常生活记录来逐一排除并最终确定过敏原,这也不失为寻找过敏原的一种有效方法。

10. 脱敏治疗能止痒吗

脱敏疗法是近年来国内新兴的治疗方法,又称为特异性免疫治疗或减敏疗法,是在临床上确定患者的变应原(过敏原)后,将其制成过敏原提取液并配制成不同浓度的制剂,按照剂量由小到大,浓度由低到高的原则,通过注射或其他给药途径与患者反复接触,从而提高患者对该过敏原的耐受性,最终使机体再次接触此种过敏原后不再产生过敏症状或过敏症状得以减轻。有部分人试用脱敏治疗后可以有效缓解过敏症状,从而减轻瘙痒症状。

本疗法技术性要求较高,过敏原制剂由于会直接接触人体,具有一定的危险性,如果使用者的体质极度敏感,微小剂量的过敏原也会引起严重的过敏反应(如休克等),抢救不及时甚至会危及生命,因此脱敏治疗在国外曾一度受到冷落。随着技术的发展,脱敏治疗的安全性逐步改善,疗效逐步提高,它的应用范围也越来越广泛,成为皮肤科和呼吸科的常用抗过敏治疗方法之一。

目前,比较常见的脱敏治疗根据给药方式不同分为注射脱敏、舌下含服脱敏、脱敏贴等。当然,脱敏疗法目前也存在以下几个问题:①脱敏治疗需要的时间较长,需要长期坚持治疗,对于注射脱敏者来说定期注射治疗造成了相当程度的痛苦。②治疗对技术要求尤其是制剂的制备要求较高,导致治疗费用高昂,不易被大多数人接受。③脱敏治疗仍存在一定的风险,有可能加重疾病或诱发严重过敏反应。因此,一定要在咨询正规医院医生后,权衡利弊再决定是否应用脱敏治疗。

11. 止痒的外用制剂有哪些

皮肤科外用药在瘙痒治疗中占据着非常重要的地位。可以分为10种剂型。

(1)粉剂:又称散剂,是由一种或多种干燥粉末状药物均匀混合制成,具有吸湿和减少外界对皮肤摩擦的作用。粉剂有植物性和矿物性两种,前者容易吸收水分,但容易发酵变质,如淀粉及麦粉;后者吸收油脂的能力较强,不易变质,如高岭土、氧化锌及滑石粉等。

(2)软膏:软膏剂是易于涂展的半固体制剂,具有保护、水合及润滑作用。按基质不同可分为5类:羟基基质(又称油性基质,如凡士林),可吸收性基质(如无水羊毛脂和亲水性凡士林),油包水乳剂(水含量不超过24%),水包油乳剂(水含量大于31%)和水溶性基质。

(3)糊剂:糊剂是将高浓度(30%~50%)的粉末均匀加

入羟基类基质或油包水型乳剂基质而成的制剂,粉末不溶于软膏基质,如复方氧化锌糊剂。

(4)溶液剂:溶液剂是含有两种或两种以上物质的澄清均质的液体,如硼酸溶液、复方甘油溶液等。

(5)搽剂:搽剂是一种油状、乳状或含醇的非水性溶液剂,如维生素E搽剂,依沙吖啶氧化锌油等。

(6)洗剂:洗剂是指含药物的溶液、乳状液、混悬液,用于清洗或涂抹无破损皮肤的液体制剂,如硫酸新霉素洗剂、炉甘石洗剂等。

(7)气雾剂:气雾剂是将药物与抛射剂等附加剂置于有阀门系统的耐压容器中,使用时借抛射剂的压力将内容物喷出,呈雾状气溶胶。

(8)气雾泡沫剂:这是一种全新的不耐热的、低残留的泡沫载体,如丙酸氯倍他索气雾剂。

(9)栓剂:是置入人体腔内的固体制剂,如制霉菌素栓剂。

(10)硬膏剂:是一种黏柔带韧性的固体制剂,涂于布制或纸质裱褙材料上形成一层薄膜,如氧化锌橡皮硬膏等。

12. 有些人为什么皮肤一划就红肿

皮肤一划或者压迫后就出现红肿,这种现象被称为皮肤划痕症,又名人工荨麻疹。患者对外来较弱的机械刺激引起生理性反应增强,于皮肤上产生风团。任何年龄均可发生。

(1)分类:皮肤划痕症有两种:一种叫单纯性皮肤划痕

症,多见于女性,其症状是皮肤被指甲或其他钝物划过后出现的一道道风团,大多没有瘙痒或其他不适的感觉。另一种皮肤划痕症出现在搔抓后,或在紧束的腰带、袜带等处局部起风团瘙痒,由于搔抓而使风团产生更多。

(2)病因:其发病原因和发病机制至今仍不明确。大多数学者认为,其与真菌及其代谢产物,系统性疾病(如甲状腺功能异常、糖尿病、疥虫感染、怀孕)等有关;也有研究认为,精神、心理因素在该病的发病进程中起重要作用。相关文献报道,人工荨麻疹患者的发病及迁延不愈可能与精神焦虑及抑郁症状有关。

(3)治疗:单纯性皮肤划痕症一般情况下不需要特殊处理,如瘙痒明显,影响生活质量时可考虑药物治疗,如口服抗组胺类药物,外用炉甘石薄荷脑洗剂或糖皮质激素药膏等以止痒。

(4)注意事项:患者平时要注意观察过敏原,如发现对某种食物或药物过敏时,应立即停用,对可疑致敏原应尽量避免接触;剪短指甲,避免用力搔抓,否则可引起皮损显著增多,瘙痒剧烈;同时,要保持良好、乐观的心态。

13. 皮肤同形反应是怎么回事,常见于哪些病

所谓同形反应是指正常皮肤在受到非特异性损伤(如创伤、抓伤、手术切口、日晒、接种或有些皮肤病等)后,可诱发与已存在的某一皮肤病相同的皮肤皮损。

同形反应的机制可能属于自身免疫现象,由于外伤及

皮肤炎症等刺激,引起表皮和真皮的某种破坏而产生了自身抗原,使得体内发生一系列免疫学反应,从而产生了皮肤的病理变化。

最具特征性的同形反应见于银屑病。在银屑病急性期,若刺激外观正常的皮肤,可发生银屑病皮损,这种现象称为银屑病同形反应,约有 69.7％的患者曾发生过此种反应。它有几个特征:同形反应多继发于抓伤、烧烫伤、注射、手术切口及药物刺激等;同形反应一般发生在皮肤受损伤后 3～18 天;同形反应必须是损伤到真皮层;同形反应一般见于银屑病的急性期,若在静止期发生,则提示病情有加重趋势或出现急性发作;突然停用糖皮质激素也可发生同形反应。所以,在银屑病急性期应尽量避免搔抓、注射、外伤和手术,不宜外用刺激性较大的药物,也不宜过量照射紫外线。

同形反应也见于扁平苔藓、扁平疣、白癜风、湿疹的急性期,是导致患者病情加重的一个重要原因。患者一定要保护好自己的皮肤,避免皮肤破损导致同形反应发生。

14. 皮肤病会遗传吗

遗传病是指完全或部分由遗传因素决定的疾病。常为先天性的,也有后天发病的。

皮肤病可分为遗传性皮肤病及非遗传性皮肤病。遗传性皮肤病包括:遗传性色素性皮肤病,如色素失禁症、尼格利色素细胞痣等;遗传性大疱性皮肤病,如大疱性表皮松解症、家族性良性慢性天疱疮;鱼鳞病及鱼鳞病样皮肤病;还有一些先天性皮肤发育不全等。

非遗传性疾病中,感染性皮肤病,包括病毒感染性皮肤病,如水痘、带状疱疹、疣等;细菌感染性皮肤病,如疖、丹毒等;真菌感染性皮肤病,如足癣、甲癣、体股癣等,都是没有遗传性的。

临床常见非感染类皮肤病,如湿疹、荨麻疹,其病因非常复杂,内外因共同作用,一般认为与遗传关系不大。但特应性皮炎,又名特应性湿疹,目前研究显示,系其发病时环境因素作用于遗传易感性个体,造成免疫调节失常所致,遗传因素与特应性皮炎有着密切关系。

银屑病又名"牛皮癣",是一种常见、易于复发的慢性炎症性皮肤病。其发病机制至今尚未完全清楚。临床实践已证明,本病常有家族性发病史,并有遗传倾向。国内报道有家族史者为 $10\%\sim23.8\%$,国外文献报道有家族史者约为 30%。

结缔组织病中,红斑狼疮、皮肌炎都被认为有可能有遗传倾向。

15. 引起瘙痒的因素有哪些

瘙痒是一种引起搔抓欲望的不愉快的皮肤感觉,是湿疹、皮炎、荨麻疹等多种皮肤病的一种症状。瘙痒在皮肤病及其他系统疾病很常见。

(1)瘙痒根据其起源分型

①皮肤源性瘙痒。起源于皮肤,由于皮肤的炎症、干燥或损伤导致的瘙痒,如荨麻疹、昆虫叮咬反应。

②神经病性瘙痒。由于感觉神经传入通路中发生病理改变而引起的瘙痒,如带状疱疹后遗神经痛伴随的瘙痒。

③神经源性瘙痒。起源于中枢,感觉神经没有受到损伤,而在神经系统中产生的痒感,如胆汁淤积产生阿片样肽刺激中枢系统而出现的瘙痒。

④心因性瘙痒。由于精神、心理异常所引起的瘙痒,如寄生虫恐惧症。

⑤混合型瘙痒。由两种或两种以上的机制引起,如特应性皮炎,既有皮肤源性瘙痒,又有神经源性瘙痒。

(2)引起瘙痒的因素

①患者的体质因素,如遗传的因素,易过敏体质。

②偶然性的因素,如环境中的温度、湿度等。

③决定性因素,如物理性、化学性因素,感染性因素,寄生虫及内科系统疾病等。

大部分皮肤病都可存在瘙痒,常见的有过敏性皮肤病,如湿疹、皮炎、大疱性皮肤病、真菌性皮肤病、虱病、疥疮、干燥症和银屑病等。系统性皮肤病也会出现皮肤瘙痒。很多内科疾病常可合并瘙痒,如慢性肾衰竭、胆汁淤积、真性红细胞增多症、贫血、甲状腺功能亢进、糖尿病、多发性硬化、心理性精神病、肿瘤、寄生虫病、药疹、干燥综合征和艾滋病等。

16. 抗组胺药为什么能止痒

组胺作为体内的一种化学传导物质,当机体受到理化刺激或发生过敏反应时,可引起一些细胞释放组胺,引起皮肤发红、风团、瘙痒,多见于荨麻疹、虫咬皮炎、药物性皮炎等。组胺必须与组胺受体结合才能发挥作用。组胺是过敏反应中由肥大细胞释放出的一种介质,可引起毛细血管扩张及通透性增加、平滑肌痉挛、分泌活动增强等;临床上可导致局部充血、水肿、分泌物增多、支气管和消化道平滑肌收缩,使呼吸困难、腹绞痛,并可引起子宫收缩,表现为痛经、流产等。抗组胺药物首先与细胞上的组胺受体相结合,才能发挥抗组胺作用。目前,已知组胺受体有 3 个亚型:H_1、H_2 和 H_3 受体。与皮肤科瘙痒最相关的是 H_1 受体,组胺作用于 H_1 受体可引起毛细血管扩张,导致血管通透性增加,产生局部红肿、瘙痒感。

抗组胺药物进入机体后可以迅速占领组胺与受体的结合位点,阻止组胺与受体结合,进而阻断过敏反应的发生,消除瘙痒。皮肤科医生根据是否具有镇静、嗜睡等不良反应及应用时间的先后把 H_1 受体拮抗药分为 3 代:第一代抗组胺药常用的有氯苯那敏(扑尔敏)、多塞平、赛庚啶、苯海拉明、去氯羟嗪和异丙嗪等药;第二代抗组胺药常用的有氯雷他定、西替利嗪、咪唑斯汀、依巴斯汀、阿司咪唑(息斯敏)和特非那定等药;第三代抗组胺药有地氯雷他定和左旋西替利嗪等。

第一代抗组胺药具有良好的止痒效果,也有一定的止吐、局部麻醉作用。虽然其具有明显的嗜睡、镇静等不良反应,影响用药者的日常生活、学习与工作,但因其价格便宜、治疗过敏性皮肤病及晕动病疗效可靠、对人体各系统或器官无明显不良反应,在广大老百姓当中仍然使用相当广泛。

而第二代抗组胺药大多数作用时间较长,可维持 24 小时,每天只需口服 1 次,吸收迅速,药物较难透过血-脑屏障,对中枢神经系统影响较小,不产生或仅有轻微嗜睡作用,对用药者的日常生活、学习与工作影响较少,因而广受医患双方的欢迎,在皮肤科临床应用最为广泛,尤其对一些驾驶员、高空作业者等特殊人员及慢性病例较为适用。临床研究表明,该类药每天仅服 1 次,每次 1 片,即可有效防止荨麻疹风团发生,控制瘙痒。而部分第二代抗组胺药物由于发现有较明显的心脏毒性,如特非那定、阿司咪唑等,不适宜用于老年及心脏病患者,从而逐渐减少使用。第三代抗组胺药也已问世,如地氯雷他定、左旋西替利嗪,其较第二代药物作用更强,不良反应更少。

17. 服用抗组胺药会发胖吗

抗组胺药的不良反应主要有中枢抑制、抗胆碱作用、心脏毒性及体重增加 4 大类。该类药物在抑制皮肤黏膜内 H_1 受体的同时,也可抑制胃幽门部的 H_1 受体,使胃的排空加速,致使食欲增加而造成体重增加。一般在长期服用 H_1 受体拮抗药情况下会引起体重增加,酮替芬、赛庚啶都有类似报道。据观察,所有第二代抗组胺药都可能有增加体重的趋势,国内外报道较多的是阿司咪唑最为严重。

抗组胺药除影响体重外,还有中枢抑制和抗胆碱作用。

(1)中枢抑制作用:这是第一代 H_1 受体拮抗药最主要的不良反应。由于在中枢神经系统和周围组织中均有 H_1 受体,前者与警觉有关,后者与过敏反应有关,第一代 H_1 受体拮抗药具有脂溶性，能够透过血-脑屏障，故可与中枢神经系统的 H_1 受体结合引起嗜睡。为此，第二代 H_1 受体拮抗药进行了改进，与第一代 H_1 受体拮抗药的重要区别就是大多无中枢抑制作用，不引起嗜睡。但是这一作用是相对的，而不是绝对的。临床实践表明，几乎每一种抗组胺药都有出现嗜睡的可能性。

(2)抗胆碱作用：这是第一代 H_1 受体拮抗药的另一个主要不良反应。胆碱受体的抑制在一定程度上也可抑制过敏反应的发生，抗胆碱与抗过敏的协同作用应视为药理作用，但抗胆碱释放后引起的口干舌燥、便秘、男性前列腺肥大的尿道症状等一系列症状则被视为不良反应。心脏毒性主要是指各种心律失常。过量服用 H_1 型抗组胺药或合并使用影响 H_1 型抗组胺药排泄的其他药物可能增加心脏病的危险性。抗组胺药用于治疗变态反应，但也可以引起变态反应，如阿司咪唑可引起荨麻疹、药疹及过敏性休克；氯苯那敏常引起固定型药疹。

18. 有人说抗组胺药能引起猝死，是真的吗

服用抗组胺药引起猝死的情况是可能发生的。抗组胺药具有一定的不良反应，其中一条为心脏毒性。所谓心脏毒性主要是指各种心律失常，如室性心动过速，心跳骤停，Q-T 间期延长及尖端扭转型室性心动过速，甚至死亡。在患有器质性心脏病、心律失常、电解质紊乱的患者及 Q-T 间期延长的患者中，使用 H_1 抗组胺药均有增加心脏毒性作用的危险性。过量服用 H_1 型抗组胺药或合并使用影响 H_1 型

抗组胺药排泄的其他药物也增加心脏病的危险性。与阿司咪唑及特非那定相比,第二代和第三代 H_1 型抗组胺药如西替利嗪、地氯雷他定、非索非那定、依巴斯汀及氯雷他定相对无心脏毒性作用。引起该不良反应的原因有 3 点:抗组胺药本身的化学结构特征。此类药物大多只有在超剂量、长时间服用后才会引起心脏毒性,但特非那定和阿司咪唑在较低浓度时就容易引起 Q-T 间期延长。阿司咪唑不仅本身有延长 Q-T 间期及引发尖端扭转型室速的作用,其体内代谢物去甲阿司咪唑也有较强的作用,加上该代谢产物消除较慢,即使停止用药,其致尖端扭转型室性心动过速危险性的持续时间也较强。

阿司咪唑、特非那定主要通过 CYP_3A_4 酶代谢,该酶代谢途径可被多种物质阻断,其中尤以咪唑类抗真菌药如酮康唑、伊曲康唑,大环内酯类抗生素如红霉素等为甚,若与上述药物同时使用,可使其代谢减慢,体内血药浓度升高而更易引起 Q-T 间期延长和尖端扭转型室性心动过速。有些人先天缺乏 CYP_3A_4 酶,使药物不能代谢,而在体内蓄积,导致毒性产生。

19. 为什么不能轻易应用激素止痒

皮肤科常用的激素主要是糖皮质激素,多用于变态反应性疾病,如过敏性休克、过敏性皮炎、剥脱性皮炎、血管神经性水肿、重症药疹、重症多形性红斑、顽固性荨麻疹、湿疹等;在自身免疫性疾病中也常用到,如系统性红斑狼疮、混合结缔组织病、皮肌炎、硬皮病、类天疱疮、天疱疮等。糖皮质激素有很强的抗炎和免疫抑制作用,可以起到很好的止痒效果,但是糖皮质激素具有较多不良反应,权衡利弊后才能使用。

长期、大量应用糖皮质激素的不良反应较多,主要有感染(病毒、细菌、结核、真菌等),消化道溃疡或穿孔,皮质功能亢进或减退,电解质紊乱,骨质疏松或缺血性骨坏死及对神经系统的影响等,还可加重原有的糖尿病、高血压等。糖皮质激素的禁忌证:消化性溃疡病、肾上腺皮质功能亢进症、严重高血压、骨质疏松症、严重精神病、糖尿病、创伤修复期及抗生素不能控制的严重感染等。但对病情危急的适应证,虽有禁忌证存在,仍不得不用,待危急情况解除后,应尽快减量停药。

需要强调的是,系统应用糖皮质激素一定要遵医嘱。很多患者都不喜欢系统应用糖皮质激素,或者病情需要,按照医生的医嘱服用了糖皮质激素后,病情刚有好转,就自行停药或减药,常会引起病情反复或者加重,激素的治疗量反而还要增多。总之,在应用糖皮质激素之前,要衡量治疗的收益和潜在的不良反应,应用时一定要遵医嘱。

20. 激素软膏是皮肤科的"万能药"吗

糖皮质激素制剂外用治疗皮肤病已有 50 多年的历史,有很好的止痒效果,对很多皮肤病都有效,如神经性皮炎、扁平苔藓、特应性皮炎、结节性痒疹、虫咬皮炎、瘙痒症、白癜风及硬斑病等,具有见效快、作用强等优点。但是,激素软膏不是皮肤科的"万能药"。一方面,任何激素软膏的治疗机制都是对症治疗,并不针对病因,"停药复发"是激素软膏较为多见的结果。另一方面,激素软膏有很多不良反应,长期使用会带来很多不良后果。

目前,市场上的激素外用制剂主要包括皮炎平、皮康霜、恩肤霜、派瑞松、复方酮康唑霜、复方酮纳乐霜、曲安西龙软膏、乐肤液、皮康王、艾洛松、优卓尔、适确得、复方适确得、氯倍他嗦(特美肤)、索康和喜乐等。其中,弱效的有氢化可的松、醋酸氢化可的松、地塞米松和醋酸地塞米松。中效的有丁酸氢化可的松。强效的有双丙酸倍氯米松、哈西奈德、糠酸莫米松和氟轻松。最强效的有丙酸氯倍他索、丙酸倍他米松、卤米松、倍氯美松和双醋氟美松。

这些激素类外用药,很少会引起全身性反应,如库欣综合征、骨质疏松、代谢改变。但是如果患者皮损面积过大,长期反复应用仍可导致系统吸收而引起全身性不良反应。长期外用本组药物可引起局部皮肤萎缩变薄、毛细血管扩张、痤疮及毛囊炎等,故慎用于面部、外生殖器部位。婴儿更要慎用。此外,反复外用含氟的激素制剂,还可加重某些疾病如痤疮、酒渣鼻、真菌感染等。

21. 家庭常备的皮肤科用药有哪些

随着生活及饮食习惯的改变,越来越多的人受到皮肤病的困扰,虽然很多皮肤病对我们身体的影响并不大,但是皮肤病瘙痒起来会让人很烦躁和沮丧。因此,每个家庭有必要常备一些皮肤科用药,以应对一些突如其来的皮肤疾病。

(1)抗组胺药：主要是 H_1 受体拮抗药，根据其对中枢神经系统的镇静作用不同可分为第一代和第二代。常用的第一代 H_1 受体拮抗药有氯苯那敏、苯海拉明、多塞平和赛庚啶等。常用的第二代 H_1 受体拮抗药有阿司咪唑、非索非那定、特非那定、氯雷他定、西替利嗪和咪唑斯汀等。H_1 受体拮抗药主要针对荨麻疹、湿疹及瘙痒剧烈的皮肤疾病。考虑到镇静作用的强弱，应该尽量使用第二代 H_1 受体拮抗药。

(2)含激素的外用软膏：主要包括皮炎平、艾洛松、尤卓尔、派瑞松和卤米松乳膏等。激素外用软膏主要针对皮肤过敏，如蚊虫叮咬、局限的湿疹等。使用时主要避免在面部使用，同时尽量使用弱效激素软膏。

(3)炉甘石洗剂：外用有抗炎消肿，收敛止痒的作用。炉甘石洗剂对多种皮肤病均有很好的治疗效果，如湿疹、荨麻疹、虫咬皮炎、过敏性皮炎和痱子等。湿疹的皮肤感染、脓疱疮等，可外用炉甘石洗剂加依沙吖啶配成 0.1% 依沙吖啶炉甘石洗剂，以增强杀菌作用；病毒性皮肤感染如病带状疱疹、水痘、单纯疱疹等，可外用炉甘石洗剂以抗炎消肿，干燥止痒；真菌感染性疾病如体癣、股癣、足癣等，外用炉甘石洗剂配合抗真菌药物，可起干燥止痒的作用。该药为混悬剂，使用前需将其摇晃均匀，每日外用 2～3 次。

(4)"脚气膏"：很多人都有足癣、股癣等皮肤真菌病，常备的治疗真菌的外用药包括达克宁、环利软膏、兰美抒软膏、派瑞松等。使用时可以联合两种药膏同用，疗效更好。

此外，家庭常备的皮肤科用药还有用于防治面部过敏的硅霜乳膏,润肤止痒的中药膏、止痒润肤霜,控制颜面"痘痘"的斑塞凝胶等。需要指出的是,家庭常备药物只是用来应急,我们应该及时到正规医院就诊。

22. 紫外线光疗可以缓解瘙痒吗

光疗法即利用光线的辐射能治疗疾病的物理疗法。光疗主要有紫外线疗法、可见光疗法、红外线疗法和激光疗法,皮肤科常用的是紫外线疗法。紫外线作用于人体,光能量引起一系列化学反应,有消炎、镇痛等作用,常用以治疗皮肤化脓性炎症、某些常见皮肤病及部分瘙痒性皮肤病。波长 310～313 纳米范围的紫外线称为窄谱中波紫外线(NB-UVB),集中了紫外线中生物活性最强的部分直接作用皮肤患处,同时过滤掉对皮肤有害的不良波段紫外线,不良反应小,作用于皮肤角质层,起效时间短,见效快。目前已在各大医院广泛用于银屑病、白癜风、慢性湿疹、神经性皮炎、特应性皮炎、掌跖脓疱病、玫瑰糠疹、斑秃、副银屑病、皮肤慢性溃疡、蕈样肉芽肿等疾病的治疗,具有一定的止痒消斑效果,其疗效已经得到充分的肯定。

光疗 UVB 虽然能够缓解瘙痒,但是在临床运用时还有一些注意事项,如照射前先询问患者对紫外线有无过敏史。所有患者初始剂量应小,避免因照射剂量过大而引起瘙痒症状的加重;治疗后 24 小时外出应避免阳光直晒,如果治疗后有皮肤干燥、瘙痒,可搽维生素 E 霜或尿素霜。

二、感染性皮肤病瘙痒

1. 口角反复起又痒又痛的小水疱是什么

许多人在感冒发热、过度劳累、情绪激动甚至月经前后，口周都会长出一簇一簇的小水疱，又痒又痛，十分不舒服。多数情况下这些小水疱会在1周左右自然消退，但反复发作十分烦人。这些小水疱究竟是什么呢？这实际上是一种称为"单纯疱疹病毒"感染所致的具有一定传染性的皮肤病，叫"单纯疱疹"，俗称"火燎疱"。

人是单纯疱疹病毒唯一的自然宿主，70%～90%的成年人皆曾感染过。病毒经过口腔、呼吸道及皮肤破损处侵入体内，并长期潜伏于人体正常黏膜、血液、唾液中。在免疫力较差的情况下，病毒就可以大量复制，进而产生临床症状。

临床上单纯疱疹可分为原发型与复发型两型。初发单纯疱疹潜伏期2～12天，平均6天，常伴有低热、乏力、困倦等全身症状，且往往比复发性疱疹严重。原发型单纯疱疹皮肤黏膜损害常需2～3周愈合，而复发型单纯疱疹的皮损大多于1周内即可消失。单纯疱疹好发于皮肤黏膜交界处，以唇缘、口角、鼻孔周围等处多见。初起局部皮肤发痒、灼热或刺痛，进而充血、红晕，后出现针头或米粒大小簇集水疱群,基底微红,水疱彼此并不融合,但可同时出现多簇水疱群。水疱壁薄,疱液清亮,短期自行破溃、糜烂、渗液,2～10天后干燥结痂,脱痂后不留瘢痕。

治疗:对于体表皮肤黏膜局限性单纯疱疹可仅采用局部用药抗感染治疗。以收敛、干燥,防止继发感染为主。可外用3%酞丁胺霜、3%阿昔洛韦眼膏及2%甲紫溶液局部涂搽,每日3～4次即可。若有继发感染,可用0.5%新霉素软膏、0.5%金霉素眼膏或莫匹罗星软膏、达维邦乳膏等。糜烂渗出时,可用3%硼酸溶液、1%醋酸铝溶液局部湿敷,可以使皮损干燥、疼痛减轻或消失,缩短病程。

需要注意的是,单纯疱疹在发疹期具有一定传染性,所以新生儿及免疫功能低下、烫伤和湿疹等患者,应尽可能避免接触单纯疱疹急性期患者,以免发生感染。

2. 水痘瘙痒可以搔抓吗

水痘是由水痘-带状疱疹病毒初次感染引起的急性传染病。该病传染率很高,主要是呼吸道飞沫或直接接触传染;也可因接触污染的用物间接传染。水痘主要发生在学龄前儿童,以发热及周身出现成批的红色斑丘疹、水疱、结痂为特征。冬、春两季多发,易感儿发病率可达95%以上。

该病大多见于1～10岁的儿童,潜伏期2～3周。起病较急,可有发热、头痛、全身倦怠等前驱症状。在发病24小时内出现皮疹,一般出疹期为1～6天。首先出现细小红色斑丘疹,随即变为米粒至豌豆大的圆形紧张水疱,周围明显红晕,有水疱的中央呈脐窝状。经2～3天水疱干涸结痂,痂脱而愈,不留瘢痕。皮损呈向心性分布,以躯干为多,其次为面部、头部,四肢较少,掌跖更少。黏膜常受侵,见于口腔、咽部、眼结膜、外阴、肛门等处。皮损分批发生,因而丘疹、水疱和结痂往往同时存在,病程经过2~3周。若患儿抵抗力低下时,皮损可呈进行性全身性播散,形成播散性水痘。

疾病过程中,患者会有不同程度的瘙痒,但水痘切忌搔抓。因为水痘皮损中的渗出液具有很强的传染性,搔抓会在一定程度上引起疾病的扩散。另外,搔抓会引起皮肤破溃,更易引起继发性感染,造成皮损延迟愈合,甚至遗留永久性瘢痕。若出现瘙痒症状,可外用炉甘石薄荷脑洗剂,疱疹破溃或继发感染时可局部外用1‰甲紫溶液。忌用糖皮质激素,以防止水痘泛发和加重。

3. 带状疱疹可以引起疼痛,会瘙痒吗

带状疱疹是由"水痘-带状疱疹病毒"引起的一种病毒感染性疾病。人是水痘-带状疱疹病毒的唯一宿主,病毒经呼吸道黏膜进入血液形成病毒血症,发生水痘或呈隐性感染,以后病毒可长期潜伏在脊髓后根神经节或者脑神经感觉神经节内。当机体受到某种刺激(如创伤、疲劳、恶性肿瘤或病后虚弱等)导致机体抵抗力下降时,潜伏病毒被激活,沿感觉神经轴索下行到达该神经所支配区域的皮肤内复制产生水疱,同时受累神经发生炎症、坏死,产生不适感觉,大多数人以疼痛为主,部分患者也会有瘙痒、麻木等其他不适。

带状疱疹发病前可有轻度乏力、低热、纳差等全身症状,患处皮肤自觉灼热感、瘙痒感、麻木感或者神经痛,持续

1～3 天,也可无前驱症状即发疹。好发部位依次为肋间、颈部、面部和腰骶部。患处常首先出现潮红色带状红斑,其上很快出现粟粒至黄豆大小的丘疹,簇状分布而不融合,继之迅速变为水疱,疱壁紧张发亮,疱液澄清,外周绕以红晕,各簇水疱群间皮肤正常;皮损沿某一周围神经呈带状排列,多发生在身体的一侧,一般不超过正中线。神经痛为本病特征之一,可在发病前或伴随皮损出现,老年患者常较为剧烈。病程一般 2～3 周,水疱干涸、结痂脱落后留有暂时性淡红斑或色素沉着。

一旦发生带状疱疹,首先不要惊慌,患者应注意休息,避免过度劳累或情绪波动,病程早期可应用阿昔洛韦、伐昔洛韦或泛昔洛韦等抗病毒药物和腺苷钴胺等神经营养药。皮损局部注意保持干燥,止痒,防止继发性感染,可选择应用炉甘石薄荷脑洗剂、1％甲紫溶液等,并可根据疼痛程度选择不同类型的镇痛药物。

4. 传染性软疣为什么不可以搔抓

传染性软疣是由传染性软疣病毒感染引起的一种传染性皮肤病,俗称"水瘊子"。本病可以直接接触传染,也可通过共用浴巾、浴池、玩具或自体搔抓引起,还可通过性接触感染。传染性软疣可以发生于身体任何部位,儿童及非性接触感染的成年人以颈、背、面部、四肢、臀部多见;经性接触传染者好发于生殖器部位、耻骨、大腿内侧。

该病好发于儿童及青年人,潜伏期 14 天至 6 个月。皮损初起为白色、半球形丘疹,丘疹直径逐渐增大至 5～10 毫米，中央微凹如脐窝，有蜡样光泽，挑破顶端后，可挤出白色奶酪样物质，称为软疣小体。疣体数目不定，一般互不融合。本病具有自限性，在持续数月至数年后可自行消退，不留瘢痕。软疣小体具有传染性，所以一旦身体上发现疣体绝对不要搔抓。

治疗上首选刮除，将疣体中的软疣小体完全挤出为目的，然后涂2%碘酊，可有效去除皮损。对于儿童或损害较多不能坚持治疗者也可选择冷冻治疗、外用3%酞丁胺软膏或西多福韦软膏等。另外，中药煎汤外洗也有效，可选择以下草药：木贼草、香附、板蓝根、山豆根各30克，煎浓汤擦洗。其他如苦参、蛇床子、苍术、马齿苋等燥湿解毒、杀虫止痒之中药均可应用。

对本病的预防是非常重要的，平时注意卫生，勤剪指甲，避免搔抓皮肤；不与患者共用衣物、洗浴用品；洗澡时不用搓澡巾搓澡，以免损伤皮肤引起病毒的感染；患者衣服要煮沸消毒。

5. 孩子发热、全身出皮疹、瘙痒会是什么病

一般情况下，发热伴有皮疹多为感染性疾病。临床中常见的有幼儿急疹、传染性单核细胞增多症、麻疹和风疹。

（1）幼儿急疹：是由人疱疹病毒6型、7型引起的病毒感染性疾病。发病多在2岁以内，尤以1岁以内最多见，四季均可发，一生感染2次以上者微乎其微。潜伏期一般为5～15天。临床可分为高热期和出疹期。高热期时患者多突然起病，病初即有高热，体温可达39℃～40℃，同时可伴随惊

厥、烦躁、咳嗽、呕吐及腹泻,有的患儿在高热时可出现抽搐。持续3~5天后体温骤然而降,进而进入出疹期,皮疹在体温恢复正常的同时或稍后出现,散在的玫瑰红色斑疹或斑丘疹,压之褪色,很少融合。首现于躯干,然后迅速波及颈、上肢、面部和下肢。皮疹持续24~48小时很快消退,无色素沉着,也不脱皮,可有轻微的瘙痒。

(2)传染性单核细胞增多症:是由 Epstein Barr(EB)病毒感染所致的急性的单核-吞噬细胞系统增生性疾病。其特点是发热、咽痛、淋巴结肿大、脾大、非典型性淋巴细胞增多、异嗜性抗体及轻度一过性肝炎为特征的综合征。常发生于儿童及青少年。约1/3患者可在发病后4~6天出现皮疹,常见眼睑水肿、斑疹或麻疹样发疹,主要发生在躯干及上肢,少见的也可发生猩红热样、疱疹样、多形红斑样发疹及寒冷性荨麻疹及紫癜。皮疹多在几天内消退。

(3)麻疹:是儿童最常见的急性呼吸道传染病之一,其传染性很强,在人口密集而未普种疫苗的地区易发生流行,2~3年发生一次大流行。临床上以发热、上呼吸道炎症、眼结膜炎等、皮肤出现红色斑丘疹和颊黏膜上有麻疹黏膜斑及疹退后遗留色素沉着伴糠麸样脱屑为特征。典型麻疹可分以下4期。①潜伏期。大约10日。曾被动或主动免疫者,可延至3~4周。在潜伏期内可有轻度体温上升。②前驱期。也称为发疹前期。一般为3~4天。这一期的主要表现类似上呼吸道感染症状:发热,咳嗽、流涕、流泪、咽部充血等,第2~3日可于双侧近臼齿颊黏膜处出现细沙样灰白色小点,绕以红晕,称麻疹黏膜斑,为该病早期特征,也可见于下唇内侧及牙龈黏膜,偶见于上腭,一般维持 16～18 小时,多于出疹后 1～2 日消失。③出疹期。其多在发热后 3～4 天出现皮疹。体温可突然升高至 40℃～40.5℃,皮疹开始为稀疏不规则的红色斑丘疹,疹间皮肤正常,始见于耳后、颈部、沿着发际边缘,24 小时内向下发展,遍及面部、躯干及上肢,第三天皮疹累及下肢及足部,病情严重者皮疹常融合,皮肤水肿,面部水肿变形。大部分皮疹压之褪色,但也有出现瘀点者。可伴有全身症状,全身有淋巴结肿大和脾大。④恢复期。出疹 3～4 天后皮疹开始消退,消退顺序与出疹时相同;在无并发症发生的情况下,食欲、精神等其他症状也随之好转。疹退后,皮肤留有糠麸状脱屑及棕色色素沉着,7～10 天痊愈。

(4)风疹:风疹又称"风痧""痧子"等。是儿童常见的一种呼吸道传染病。主要经过飞沫传染,进入人体后开始在上呼吸道及颈淋巴结处生长繁殖,以后通过血液而播散到身体其他部位。该病好发于儿童和青年人,潜伏期为 14～21 天,平均为 18 天。前驱期在儿童多数无或有轻度的前驱症状,在成年人或青年人可有发热(可达 39℃)、头痛、倦怠、咽痛等症状,发疹后即消退。发疹一般在前驱期后的 1～2 天,皮疹为粉红色斑或斑丘疹,可有轻度痒感,稀疏存在,初起于面部,在 24 小时内迅速蔓延至颈部、躯干、上肢,最后到下肢,可融合成弥漫性红斑,1～2 天消退,常常是下肢发疹时面部皮疹也已消退,消退后不留痕迹,也可有轻度脱屑。

6. "瘊子"瘙痒是恶化的表现吗

"瘊子"即寻常疣,是由人类乳头瘤病毒感染所引起的一种皮肤良性肿瘤。好发于青少年,多见于手指、手背、足缘等处,也可发生于身体表面的任何部位,甚至鼻孔、舌面耳道内、唇内侧、睑缘,广泛者可累及四肢大部分。皮肤和黏膜的损伤是引起感染的主要原因。一般无自觉症状,偶有压痛。病程慢性,部分可自愈。病变初期表现为硬固、突出皮面的小丘疹,呈灰黄灰白色、黄褐色或淡黄色,表面粗糙角化。数目不定,初起多为 1 个,以后可增多至数个或数十个不等。随病程进展皮损可增大呈斑片状。

跖疣是发生于足底的寻常疣。由于局部压迫、摩擦,表面形成黄色胼胝状,如以小刀削去此层,即可见白色软刺状疣体,表面常有散在小黑点。

发生在指(趾)甲周或甲下的寻常疣称为甲周疣或甲下疣。其根部常位于甲廓内,表现为单纯性角化,待侵及皮肤时,才出现典型的赘疣状损害。若向甲下蔓延、使甲掀起,破坏甲的生长,易致裂口、疼痛及继发感染。

疣的病程与机体免疫有重要的关系。机体免疫力强的患者皮损往往局限,不易扩散,甚至在一定时间后可以自行消退。免疫力差的患者则可能持续发展,形成片状,甚至发展为疣状癌。寻常疣突然发痒提示皮损处出现炎症反应,趋于不稳定的状态,可能是疾病发展恶化的信号,也可能是消退的前兆,此时一定不能搔抓,可适当应用抗病毒的药膏或中药湿敷、泡洗以促进皮损向良性方向发展。

7. 扁平疣瘙痒怎么办

扁平疣是人类乳头瘤病毒引起的皮肤表面的增生性疾病，表现为正常皮色或浅褐色的扁平丘疹，表面光滑，境界明显，或伴有瘙痒，好发于青少年面部及手背处。患病初期扁平疣的疣体中存在大量活跃的病毒，搔抓疣体可能使疣体表面和正常皮肤产生轻微的破损，这时病毒很容易被接种到正常皮肤上而产生新的疣体，造成皮损的扩散。正确的方法是不去理会它，尽量减少刺激。

机体自身的抵抗力对扁平疣的发生、发展有重要的影响，生活不规律可降低人体的免疫功能，使扁平疣更加顽固不愈。因此，扁平疣患者更应保持愉快的心情，避免辛辣刺激的饮食，保证规律的生活，再加上积极的治疗，绝大部分的扁平疣是可以彻底治愈的。

扁平疣患病过程中可无明显自觉症状，部分患者在患病一段时间后有瘙痒感，这多是疾病向愈的表现，此时更不能搔抓疣体，可适当口服或外用解毒扶正类中草药或抗病毒药膏，促进疣体脱落。

治疗过程中还应注意避免使用激素类药膏，因为激素类药膏有抑制皮肤内免疫反应的作用，进一步降低机体的抵抗力，会使疾病加剧。另外，有些患者急功近利，选用刺激性很强或有一定腐蚀性作用的药物，殊不知这些药物会造成表皮甚至真皮的损伤，引起虫蚀样瘢痕更影响美观。

8. 手足有瘙痒的小疹子会是手足口病吗

首先介绍一下什么是手足口病。手足口病又名发疹性水疱性口腔炎,是一种常见的由数种肠道病毒引起的传染病,常见于夏天及初秋时分。多发生于 5 岁以下儿童,但成年人也有可能患病,因此可以说每个人都是易感的。病毒可以通过唾液飞沫或带有病毒之苍蝇叮爬过的食物,经鼻腔、口腔传染给健康儿童,也可因直接接触而传染。

手足口病的潜伏期多为 2～10 天,一般为 3～5 天,没有明显的前驱症状,多数患者突然起病。该病主要侵犯手、足、口、臀 4 个部位。口腔黏膜疹出现比较早,起初为粟粒样斑丘疹或水疱,周围有红晕,主要位于舌及两颊部,唇齿侧也常发生。口腔内的疱疹破溃后即出现溃疡,由于口腔溃疡疼痛,患儿常流涎拒食。手、足等远端部位出现圆形或椭圆形扁平凸起的疱疹,内有浑浊液体,5 天左右由红变暗后消退,一般无疼痛及痒感,愈合后不留痕迹。手、足、口的皮损在同一患者身上不一定全部出现。皮疹通常会在 1 周内消退。

基于手足口病不痒、不痛、不结痂的特点,手足处瘙痒的小疹子为手足口病的可能性不大。

治疗方面,本病如无并发症,预后一般良好,主要为对症治疗。可服用抗病毒药物及清热解毒中草药及维生素 C等。有并发症的患者可肌内注射丙种球蛋白。在患病期间,应加强患儿的护理,做好口腔卫生。进食前后可用生理盐水或温开水漱口,食物以流质及半流质等无刺激性食物为宜。但个别手足口患者可合并心肌炎、脑炎、脑膜炎、弛张性麻痹等,故应加强观察,不可掉以轻心。

9. 毛囊炎瘙痒能用热水烫洗吗

细菌性毛囊炎是整个毛囊因细菌感染而发生的化脓性炎症。好发于皮脂腺密集及多毛部位,如头皮、颜面及躯干。初发时常为散在性,如同粟粒大小,呈鲜红色或深红色毛囊性丘疹,其中心贯穿毛发,边缘有炎性红晕,随后迅速变成脓疱,但不互相融合。

毛囊炎看似平常,但处理不当也会引起许多问题,发生于头皮可引起永久性脱发;发生于项部者,皮损呈乳头状增生或形成瘢痕,不易治愈;毛囊炎向深部发展,可引起毛囊周围炎,称为疖,多发且反复发作的疖称为疖病,严重者可有淋巴结肿大、发热、头痛,甚至引起脓毒血症或败血症;如果挤压位于鼻、口唇部位的疖肿,可使病菌经血行进入颅内,引起化脓性血栓性静脉炎或脑脓肿,甚至导致死亡。

我们应该注意些什么呢?由于不良的外在刺激会造成皮肤表面进一步的破损,更易引起细菌的入侵使疾病加重,患病期间要避免物理性刺激,如搔抓、热水烫洗等行为。另外,饮食上要注意少食酒类及酸、辣等刺激性食物,反复发作者平时应少吃油腻之物,多食蔬菜、水果,增加维生素的摄入,保持大便畅通。同时,注意个人清洁卫生,加强体育锻炼,增强抗病能力。

治疗方面可酌情选用抗生素,局部可用1%新霉素软膏、莫匹罗星软膏、夫西地酸软膏或2%碘酊外涂,也可试用紫外线照射。对反复发作的患者可试用中医中药，随症加减。

10. 皮肤疖肿能通过搔抓传染吗

皮肤疖肿是一种化脓性毛囊及毛囊深部周围组织的感染。多发生在人体受压的部位，如颈部、腰部或臀部。疖肿在形成的过程中往往有剧烈的搏动性跳痛，尤其是疖肿长在前额或下颌等皮肤组织致密、张力较高的部位，会痛得更加严重。一般过一两天后，红色肿物的中央会形成脓栓，两三天后会自行破溃。也有的疖肿可能不发生破溃而自行消失。疖肿虽不是很严重的疾病，但是因为毛囊间紧密相邻，若不正确处理，无度地搔抓、挤压更容易引起周围皮肤的感染，使原有的疖肿加剧。

预防疖肿应做到以下几点：①注意皮肤的清洁卫生。②避免皮肤破损，皮肤被蚊虫叮咬后不可搔抓，否则细菌入侵最易生疖。③及时治疗瘙痒性皮肤病，如湿疹、痱子和足癣等。④洗澡时，不要用碱性大的肥皂，以免破坏皮肤表层的弱酸性环境，而降低其天然的抗病能力。⑤要饮食清淡，不要吃油腻或辛辣的食物。

如果出现疖肿，应该怎么办呢？在初发阶段，可于患处涂搽2%碘酊。疖肿中期，采用局部治疗，如中药湿敷，有利于减轻疼痛和炎症消散；也可外敷四黄膏、莫匹罗星（百多邦）软膏等；已有脓头的可在其顶部涂石炭酸或碘酊，防止挤压碰触，千万不可用手指挤压排脓，如此极易引起进一步感染。症状较重者可口服抗生素。特别大的疖痈，则应到医院请医生在严格消毒状态下切开排脓,再外敷抗菌消炎药。

11. 小腿红斑、瘙痒会是丹毒吗

丹毒是一种累及真皮浅层淋巴管的细菌感染性疾病。皮肤及黏膜部位的破损,尤其鼻孔、外耳道、耳垂下方、肛门、阴茎和足趾间的裂隙均能为致病菌提供侵入的途径,从而引发丹毒。

(1)临床表现:丹毒的潜伏期为2~5天。发病早期即可出现突然的高热、寒战、不适和恶心。数小时或1天后感染部位即可出现红斑,并呈进行性扩大,界线清楚,患处皮温高、紧张,可出现硬结和非凹陷性水肿,受累部位有触痛、灼痛。最常见的发病部位是小腿和颜面部。丹毒的主要临床症状是疼痛,因此小腿处的瘙痒性红斑诊断为丹毒的可能性极小。

(2)预后:若机体免疫力差或治疗不彻底,诱发丹毒的致病菌可长期潜伏在患处的淋巴管内,造成丹毒的反复发作。复发性丹毒可引起持续性局部淋巴水肿,最后结果是永久性肥厚性纤维化,称为慢性淋巴水肿。乳腺癌患者腋部淋巴结清扫术后由于淋巴回流障碍,也易反复患丹毒。

(3)治疗:确诊丹毒后患者应立即接受抗感染治疗,选择敏感的抗生素。一般情况下首选青霉素,疗程10~14天。对青霉素过敏者可选用大环内酯类抗菌药物。复发性丹毒患者在淋巴管炎的活动期间,大剂量抗菌药物治疗有效,但需要继续以间歇性小剂量维持较长时间以取得完全效果。

皮损表面可外用各种抗菌药物。另外,可以配合物理疗法,如窄谱中波紫外线照射等。对已经形成的慢性淋巴性水肿,加压治疗可减轻淋巴水肿,有助于预防复发,也可采用整形外科的手术治疗。

12. 臁疮搔抓会加重瘙痒吗

臁疮是指发生在小腿下部的慢性溃疡,相当于西医的小腿慢性溃疡。本病多继发于下肢静脉曲张、丹毒等病。臁疮的发生,多由经久站立或担负重物,致下肢脉络瘀滞不畅,加之下肢湿热之邪下逼,气滞血凝、久蕴化热、蚀皮腐肉而成溃疡。依据发病过程,其临床表现可分 3 期。

(1)溃疡前期:小腿下段轻度肿胀,内臁或外臁处皮肤青紫瘀斑或红褐色,渐至皮肤粗糙、脱屑、色素沉着和苔藓样变,有轻微瘙痒。

(2)溃疡期:皮肤破溃、糜烂、渗液,若合并感染则渗流脓液,溃疡周围皮肤红肿坏死,当溃疡到一定程度,边界渐稳定,周围皮肤红肿消退,色素沉着,日久疮口凹陷,边缘形如缸口,创面肉色灰白,渗流恶臭脓水,疮面容易出血,病程较长,溃疡深度可达胫骨骨膜。

(3)溃疡愈合期:若溃疡周围皮肤黑褐、粗糙、苔藓样变逐步改善,疮面干净,出现鲜红色,则溃疡可逐渐愈合,形成瘢痕。但周围皮肤仍干燥、粗糙、脱屑、色素沉着和青筋显露,如遇损伤仍会复发。

此外,局部皮肤搔抓、碰伤、虫咬、烫洗等均可诱发或加重臁疮,因此要尽量避免以上各种不良刺激。同时,若存在静脉曲张宜穿弹力袜;注意抬高患肢,减少走动以利于静脉回流,减少水肿,促使溃疡愈合;局部慎用腐蚀性强的药物,以免损伤筋骨。

13. 有人说"黄水疮再痒也不能挠"对吗

黄水疮即脓疱病、接触传染性脓疱疮,是一种常见的浅表性化脓性皮肤病,因其脓疱破后有黄水渗出而得名。脓疱疮具有高度的传染性,传染方式通常是通过人与人的直接接触。患者很容易通过搔抓感染部位将感染散播给自身或其他人,因此"黄水疮再痒也不能挠"是十分正确的。

(1)临床表现:临床上常将脓疱疮分为大疱型脓疱疮和非大疱型脓疱疮两型。

①非大疱型脓疱疮有原发性和继发性两种,是脓疱疮最常见的一型,约占70%,是儿童最常见的皮肤感染。典型临床表现开始为局部出现2~4毫米的红斑,红斑迅速发展形成一个小水疱或脓疱,疱壁很薄,极易破溃,其渗液干燥后而形成典型的蜜黄色痂覆盖在浅表糜烂的表面。一个皮损可直接蔓延至邻近的皮肤形成多个相似的皮损,或融合成一片。暴露于外部环境的皮肤表面有损伤处最易受累,常继发于瘙痒性皮肤病,如丘疹性荨麻疹、湿疹等。

②大疱型脓疱疮最常见于新生儿,好发于躯干和四肢,初起为散在水疱,在1~2日内迅速增大到直径2厘米以上的浅表性大疱,疱液开始为淡黄色,清亮,经1日后,疱液变浑浊。由于重力作用,脓汁沉积,形成特征性半月形蓄脓现象。由于疱壁薄而松弛,脓疱常很快破溃,通常见到的皮损

多为疱破后遗留的表浅糜烂面,糜烂面干燥后形成淡黄色脓痂。此型多数无全身症状,少数可出现乏力、发热、腹泻等全身症状。新生儿可并发金黄色葡萄球菌败血症、肺炎或脑膜炎而致死亡。

(2)治疗:对于无并发症的轻至中度局限性皮损,局部外用药即可达到治疗目的。可外涂莫匹罗星软膏、新霉素软膏、红霉素软膏、甲紫等。需要注意的是,在局部外用药前应先清洁局部皮损,去痂挑疱。清洁液常用1‰~3‰硼酸溶液,1:2 000黄连素溶液,1:5 000 高锰酸钾溶液等。对于皮损广泛及有并发症的患者,系统应用抗生素是必需的。预防主要是注意皮肤卫生;及时治疗瘙痒性皮肤病及皮肤损伤;发现患者及时隔离,尤其在托幼机构,患者接触过的物品要煮沸消毒。

14. 为什么脓疱有的痒、有的不痒呢

脓疱是指含有脓液的疱疹,是皮肤科最常见的症状之一。如果我们看到脓疱,要从以下两方面考虑。

(1)感染性脓疱:顾名思义,就是因为感染病原体引起的。其病因可有:①病毒引起的痘样的脓疱,如天花、牛痘、羊痘、种痘反应、牛痘样湿疹、挤奶人结节及 Kaposi 水痘样疹。②细菌性炎性脓疱,如传染性脓疱疮、新生儿脓疱疮、毛囊性脓疱疮、秃发性毛囊炎、手(足)表浅性大疱性脓皮病、脓疱性细菌疹、传染性湿疹样皮炎坏死性痤疮及须疱等。③真菌、螺旋体、螨虫感染性脓疱,见于黄癣、脓癣、脓疱性梅毒疹、疥疮及毛囊虫皮炎等。

（2）非感染性脓疱：为无菌性小脓疱，大多病因不明，但多与自身免疫功能紊乱有关，如脓疱型银屑病、疱疹样脓疱病、角质层下脓疱病、掌跖脓疱病、连续性肢端皮炎、婴儿肢端脓疱病、嗜酸性脓疱性毛囊炎及脓疱性粟粒疹。也见于药物如溴剂、碘剂引起的脓疱。

脓疱是否瘙痒与脓疱的发病类型、发病阶段及发病部位有关，一般感染性脓疱瘙痒的可能性更大。

15. 阴囊"圈癣"瘙痒却不是股癣，是什么呢

阴囊处好发股癣，但皮损经久不愈，尤其是规律外涂抗真菌药膏病情仍不见好转则应考虑是否为"红癣"。红癣是由微细棒状杆菌而非真菌引起的一种慢性传染性皮肤病。该菌常寄生在正常人的鼻、咽、眼、外耳道及皮肤表面，当局部温暖潮湿或皮肤损伤时，该菌侵入角质层引起感染。易发生于皮肤摩擦部位，但常见于成年男性。

红癣的典型损害为界线清楚，边缘不规则状的斑片，又称为"圈癣"。开始呈红色，随后变成褐色。新的损害是光滑的，较老的损害起皱或有大量糠秕样鳞屑。常见于大腿根与阴囊接触的腹股沟部、腋窝、臀沟、乳房下、第四五趾间等皱褶部位的皮肤。一般没有自觉症状，但在腹股沟和肛周等易摩擦部位，可引起瘙痒及苔藓样变。

怀疑为红癣时，患者可进行 Wood 灯检查，皮损在Wood 灯的照射下可显现特征性的珊瑚红荧光。该病应与花斑癣、股癣、间擦疹相鉴别。

（1）花斑癣：好发于躯干部，为粟米、黄豆至蚕豆大小的圆形或类圆形斑疹，呈黄褐色或深褐色，紫外线灯照射下显示黄褐色荧光。

（2）股癣：股的一侧或双侧呈环状或多环状斑片，其上可见丘疹、水疱，常有瘙痒。真菌检查阳性。

（3）间擦疹：多见于肥胖的婴儿或成年人，湿热季节好发，表现为摩擦处潮红、肿胀、表面浸渍、界线清楚，保持局部清洁干燥则易消失。

治疗方面局部应用唑类抗真菌药膏有效，可选择克霉唑或咪康唑等外涂患处，疗程2周。对于面积较大者可口服红霉素，每次0.25克，每日4次，共用2周。也可外用硫黄水杨酸软膏、夫西地酸霜或口服四环素。本病治愈后容易复发，因此局部应保持干燥，经常使用抗菌肥皂沐浴或外用扑粉，可预防复发。

16. 腋毛癣瘙痒吗

腋毛癣是纤细棒状杆菌引起的腋毛和阴毛的浅表感染。致病菌生长在腋毛表皮的细胞内和细胞间，可侵及毛皮质，不侵及毛根和皮肤。多汗者易患此病。本病仅感染腋毛和阴毛，主要累及腋毛，其他部位毛发不易受侵犯。

临床表现在腋毛或阴毛的毛干上出现黄色、黑色或红色的结节颗粒，以黄色最为常见。这些颗粒几乎都是密实的细菌。这些结节物或坚硬，或柔软，呈鞘状包裹毛干，粘连较紧，使毛干失去光泽并变脆，易于折断。患处皮肤外观正常，常多汗。通常无自觉症状。由于结节颜色的不同，汗液可呈黄色、黑色或红色。本病多发生在温热季节,患病率无性别差异,但女性腋毛少而感染相对少见。本病一般没有瘙痒等自觉症状。

患腋毛癣时应剃去患部腋毛或阴毛。局部外用5％硫黄乳膏或红霉素乳膏;如果局部多汗,可以给予1％甲醛溶液外擦。平时要注意个人卫生,养成勤洗澡、勤洗手脚、勤换内衣裤和鞋袜的良好卫生习惯。保持局部皮肤干燥。避免接触癣菌病患者及衣物,不要接触患癣病的动物。

17. 夏天脚底出水疱且瘙痒是足癣吗

夏天脚底,尤其是单侧脚底出现水疱伴瘙痒被诊断为水疱型足癣,即脚气的可能性很大。

(1)表现:足癣是由真菌感染引起的具有传染性的足部皮肤病,其皮肤损害往往是先单侧(即单脚)发生,数周或数月后才感染到对侧。水疱可以发生在趾腹、趾侧及足底,表现为深在性小水疱,可逐渐融合成大疱。因病情发展或搔抓,可出现糜烂、渗液,甚或细菌感染,出现脓疱等。

真菌喜好潮湿温暖的环境,夏季天热多汗,穿胶鞋、尼龙袜者导致局部空气流通性更差,更是为真菌提供了温床。另外,足底部位皮肤角质层较厚,角质层中的角蛋白是真菌的丰富营养物质,更适于真菌的生长。

(2)治疗:若足底仅出现小水疱并未破溃者,可以先用3％硼酸溶液浸泡,然后选用环吡酮胺乳膏等抗真菌霜剂;若已合并细菌感染,临床表现有局部红、肿、疼痛,可见脓疱、大量渗液伴难闻气味时就不能按一般足癣治疗,应该先处理继发感染。局部可外用硼酸水或呋喃西林液冷温敷，必要时还要系统应用抗生素，并按照医生嘱咐适当休息，避免过量运动。对于顽固的足癣，在没有禁忌证的情况下，可以给予口服药，如特比萘芬、伊曲康唑等。这些口服药物效果好，但应注意其可能带来的不良反应，肝肾功能不良者忌用。

（3）预防：要注意局部清洁，保持皮肤干燥，勤换袜子；洗脚盆及擦脚毛巾应专人使用，以免交叉传染；湿热环境下不宜穿运动鞋、旅游鞋等不透气的鞋子；患病后更应避免搔抓，防止自身传染及继发感染。

18. 脚趾间糜烂、渗出、瘙痒是怎么回事

脚趾间糜烂、渗出伴瘙痒实际上是局部真菌感染，即趾间糜烂型足癣，俗称脚气、香港脚的一种临床表现。

糜烂型足癣是临床所有类型足癣中最为常见的一种，好发于第三与第四，第四与第五趾间。初起趾间潮湿，浸渍发白，干涸脱屑后，剥去皮屑为湿润、潮红的糜烂面或伴有裂口，有奇痒，易继发感染。此型足癣的致病菌尤喜在潮湿、温暖的环境里生长繁殖。因而当其长期寄生于伴有多汗的趾间时，易致表皮层皲裂，并因湿润浸渍而发白。常见于足多汗或经常穿透气性差的雨鞋、胶鞋的人。

治疗：对于此型足癣的治疗绝不可以外用刺激性强的药，最好先使创面收敛干燥后再用药。可以用 1：8 000 高锰酸钾溶液，或中药苦参、大黄、白矾、地肤子、黄柏、地榆等水煎取汁局部湿敷，待皮肤停止渗液，干燥后改用盐酸特比

萘芬、环吡酮胺等霜剂或软膏进一步杀灭局部真菌。在局部用药的同时，最好对感染者穿过的鞋袜进行消毒处理。可用日光暴晒，沸水烫洗，或布块蘸10％甲醛液塞入鞋中，装入塑料袋封存48小时，以达到灭菌目的。

预防：要保持足部的清洁干燥，勤换鞋袜，趾缝紧密的人可用棉球夹在中间，以吸水通气；不要混用拖鞋、浴巾、擦脚布等，不要在澡堂、游泳池旁的污水中行走；公用澡堂、游泳池要做到污水经常处理，用漂白粉或氯胺下钠（氯亚明）消毒，要形成制度，以防相互传染脚气。

19. 手掌皮肤变厚、粗糙、裂口伴瘙痒是怎么回事

手掌皮肤变厚、粗糙、裂口伴瘙痒有可能是真菌感染造成的。通常见到的真菌感染表现为水疱、糜烂，但还有一种特殊类型，临床表现为角化增厚、掌纹加深伴轻重不等的瘙痒，外观似鹅掌状，故民间称之为"鹅掌风"，很容易与掌部慢性湿疹相混淆。

角化型的手足癣多由水疱鳞屑型发展而成，早期多单手受累，随病情发展双手均可有类似表现，呈现为无明显水疱的环形脱屑斑，日久者全掌或大部弥漫发红，掌皮增厚、粗糙、皮纹加深如鹅掌；冬天则更加显得厚、干，甚至有皲裂、出血和痒痛难耐。患者感到指掌伸缩不便。

一旦确诊为角化型手足癣，患者即应接受抗真菌治疗，可选用环吡酮胺软膏、硝酸咪康唑乳膏等；对于角化明显者可配合应用水杨酸软膏等角质剥脱药并加以封包。对于病

久顽固,外用药物无效者,可在医生指导下口服盐酸特比萘芬片、伊曲康唑胶囊等。另外,中药煎汤外洗也是很好的治疗方法,可选用土槿皮、蛇床子、透骨草、徐长卿、黄芩、土茯苓、苦参、枯矾等水煎取汁浸泡患处,每日1～2次,每次30分钟。

患者平时应加强手部护理,避免用肥皂洗擦,尽量避免接触有刺激性的物质,如洗洁精、肥皂粉及其他化学产品等,养成戴防护手套劳作的习惯。在外涂抗真菌药膏的同时,勤搽油脂和防裂膏、护手霜等。

20. 汗斑为什么在夏天出现,是否会伴有瘙痒

汗斑即花斑癣,是由一类嗜脂性酵母菌——糠秕马拉色菌感染皮肤表面引起的一种皮肤病。糠秕马拉色菌是皮肤表面常见的寄生菌,仅在某些特殊情况下,如高温潮湿、局部多脂多汗、卫生条件不佳等,真菌繁殖速度快,密度增加并转化为菌丝型方可致病。此菌仅侵犯角质层浅层而不引起真皮的炎症反应。本病遍布世界各地,常见于相对湿度较高的热带和温带地区,多汗者更容易发生,因此夏季是该病的高发季节。

(1)症状:汗斑初起时为围绕毛孔的圆形点状斑疹,以后逐渐增至甲盖大小,边缘清楚,邻近部位可相互融合成不规则大片形,而周围又有新的斑疹出现。表面附有少量极易剥离的糠秕样鳞屑,呈灰色、褐色至黄棕色不等,有时多种颜色共存,状如花斑,时间较久的呈浅色斑。皮疹无炎性

反应,皮损好发生于胸背部,也可累及颈、面、腋、腹、肩及上臂等处,一般以青壮年男性多见。病程慢性,冬季皮疹减少或消失,但夏天又可复发。本病大多数无自觉症状,但仍有部分患者在天气炎热、体力劳作、多汗和日晒后出现瘙痒。

（2）治疗:可选用 2％酮康唑洗剂外用,连续使用7～10天;2％二硫化硒洗剂外用,7～19天。面积较小的患者,可外用 1％联苯苄唑乳膏/凝胶、2％咪康唑乳膏、2％酮康唑乳膏、2％益康唑乳膏,均可取得较好的疗效。基于花斑癣易于反复发作的特点,可间歇重复用药以减少复发次数,提高疗效。

（3）预防:衣服尽量穿纯棉或麻的质料,保持吸汗透气,夏季选择衣服时尤其要注意这一点;注意保持皮肤干爽清洁,勤洗澡、勤换内衣;平时饮食宜清淡,多吃些新鲜蔬菜和水果,不吃辛辣刺激性食物;平时使用的生活用品,如被单、毛巾应定期换洗、晾晒消毒,以防二次感染;平时易出汗的人群,应及时注意洗澡,保证皮肤清洁;避免长期处于潮热的环境中,保持通风干燥。

21. 养猫后,身上出现圆形皮疹瘙痒是猫癣吗

宠物猫毛发浓密,表面很容易寄生真菌。很多猫外观漂亮,并没有脱毛掉屑的情况,但也可能带有真菌的孢子,一旦机体抵抗力下降就有可能发作,所以很多猫在家不出门又没接触其他同伴的情况下也会得猫癣的。猫身上的真菌一旦传染到人的皮肤上,就有可能造成人体皮肤表面出

现红斑、丘疹,随后损害渐渐呈环形向四周扩展,病灶中央有自愈倾向,日久成为环形。环的边缘比邻近正常皮肤高起,该处炎性症状较明显,其上有小丘疹、水疱或鳞屑附着,瘙痒明显,称为人身体上的"猫癣",即体癣。

人身上的"猫癣"是通过真菌的孢子传播的,首先是通过直接接触过猫的手和暴露皮肤;其次是通过被猫接触过的衣物传播。因此,环境的消毒很重要,除了一般的消毒水外,粘有猫毛的物品可以放在太阳下多晒晒,紫外线的消毒作用也是很好的。

一旦确诊体癣应立即进行抗真菌治疗,原则上以外用药物为主。复方水杨酸酊剂、复方苯甲酸软膏、1%益康唑霜或克霉唑霜、20%土槿皮酊、2%咪康唑霜、联苯苄唑、酮康唑、特比萘芬等均可酌情选用。需要注意的是,对于此类感染性皮肤病绝不能外用激素类药膏,激素药膏不但不能杀灭真菌,相反能促进其生长和繁殖,使癣病发展得更快、更严重。对全身泛发性体癣除外用药外,可以在医生指导下适当短程口服伊曲康唑、特比萘芬、氟康唑等。

22. 股癣为什么易发生在出租车司机身上,其瘙痒如何预防

股癣是由致病性真菌侵犯腹股沟内侧所致环状或半环状皮损,实际是体癣在阴股部位的特殊型。自然环境、气候、温度等均对股癣的发病和传染过程起着重要作用。高热而潮湿的外界环境适宜皮肤丝状真菌、白色念珠菌的生存和繁殖,可使股癣的发病率大大增高。出租车司机长时

间工作在狭窄的车内,局部潮湿、通气差,腹股沟、臀部就容易受到真菌感染,形成股癣。

(1)治疗:由于阴股部的皮肤较娇嫩,应注意勿用过于刺激的药水,以免刺激皮肤,一般可选用硝酸咪康唑、联苯苄唑、酮康唑、硝酸舍他糠唑、特比萘芬等软膏。待真菌消除后,皮损及瘙痒均可消失。

(2)预防:应养成良好的卫生习惯,每日清洗阴股部,保持局部洁净;勤换内裤,经常洗晒衣被;穿着宽松,内衣裤更换为吸水性好的柔软棉质;减少出汗,保持患处干燥,肥胖者可局部外扑爽身粉,保持局部干爽;注意不要用过热的水清洁,不要使用碱性洗涤用品,而使用弱酸性的洗浴产品则对皮肤无伤害,也不会加重皮损;避免进食辛辣刺激性食物如咖喱、辣椒,不吃海鲜和鱼腥类,戒烟酒,饮食以清淡为宜,以避免加重瘙痒;不使用他人内衣、内裤及洗浴用品,避免与患癣病的患者及动物直接接触,避免传染;积极治疗身体其他部位的癣疾,如手足癣、甲癣和体癣等,以利于根治,防止复发;忌用激素类药膏产品,以避免病情加重;治疗股癣应持续用药,切勿症状稍缓时停药,治疗应彻底。真菌镜检阴性才可以停止治疗。

三、寄生虫、昆虫等所致
皮肤病瘙痒

1. 肛周瘙痒是有寄生虫吗

肛周瘙痒是一种常见的局部瘙痒性疾病。一般只限于肛门周围,有的可蔓延至会阴、外阴或阴囊后方。发病年龄多在 20～40 岁,很少发生于儿童。男性比女性多见,习惯安静和不常运动的人常发生这种瘙痒症。其发病原因很多,但主要有以下几种原因:①臀部未擦干净,粪渣刺激皮肤而引起发炎。②肛门小窝发炎,其分泌液流出肛门外所致。③因手术的后遗症而引起的直肠黏膜脱出或脱肛,肠内黏液刺激肛门皮肤所致。④肛门周围湿疹。⑤蛲虫。⑥神经官能症等。

(1)儿童肛周瘙痒:如果儿童出现肛周瘙痒多考虑寄生虫,常由蛲虫引起,夜间蛲虫雌虫移行至肛门周围排卵引起瘙痒。家长平时应该注意婴儿肛门的清洁。在驱虫治疗肛门瘙痒的同时,要给孩子穿整裆的裤子,第二天将裤子放入沸水中煮沸以杀死虫卵。提醒孩子不要吃手,注意个人卫生。

(2)成年人肛周瘙痒:成年人的肛周瘙痒多为肛周湿

疹，该病局限于肛门周围皮肤，少数可累及会阴部，奇痒难忍，常伴潮湿，皮肤浸润肥厚，可发生皲裂。

急性期皮疹为多数密集的粟粒大的小丘疹、丘疱疹或小水疱，基底潮红。由于搔抓，皮损可呈明显点状渗出及小糜烂面，病变中心往往较重，而逐渐向周围蔓延，外周又有散在丘疹、丘疱疹，故界线不清。当合并有感染时，炎症更明显，并形成脓疱，脓液渗出可结黄绿色或污褐色痂。还可合并毛囊炎、疖、局部淋巴结炎等。

当急性湿疹炎症减轻之后，或急性期未及时适当处理，拖延时间较久而发生亚急性湿疹。皮损以小丘疹、鳞屑和结痂为主，仅有少数丘疱疹或小水疱及糜烂，也可有轻度浸润，自觉仍有剧烈瘙痒。

日久患处皮肤浸润增厚，变成暗红色及色素沉着，表面粗糙，覆以少许糠秕样鳞屑，或因抓破而结痂，个别有不同程度的苔藓样变，具局限性，边缘也较清楚，外周也可有丘疹、丘疱疹散在，当急性发作时可有明显渗液。瘙痒明显，常呈阵发性。因皮肤失去正常弹性加上活动较多，可出现皲裂而致皮损部有疼痛感。病程不定，易复发，经久不愈。

防治肛周湿疹应注意以下几点：①尽可能寻找病因，故需对患者的工作环境、生活习惯、饮食、嗜好及思想情绪等作深入的了解，并对全身情况进行全面检查，有无慢性病灶及内脏器官疾病，以排除可能的致病因素。②避免各种外界刺激，如热水烫洗、用力搔抓、过度洗拭及其他患者敏感的物质（如皮毛制品）等。③避免易致敏和有刺激的食物，如鱼、虾、浓茶、咖啡、酒类等。

2. 宝宝肛门瘙痒是蛲虫在作怪吗

宝宝晚上总是肛门瘙痒,入睡后就会不自觉地用手抓,白天瘙痒就会减轻,肛门周围也看不到特别变化,这时候要考虑是不是蛲虫在作怪。

(1)临床表现:蛲虫病又称肠线虫病,肛门瘙痒是其最主要的症状,以儿童多见,一般城市高于农村。蛲虫寄生于人体盲肠附近,雌虫夜间爬出肛门产卵,蛲虫爬行所产生的刺激和排卵时产生的分泌物,均会引起肛门及会阴部皮肤的瘙痒及虫行感,由于瘙痒难耐,患者熟睡时常不自觉地用手搔抓,严重者甚至继发感染,病久肛周见湿疹样变化。患儿往往同时伴有失眠不安、夜惊或遗尿、夜间磨牙、恶心呕吐和腹痛等症状。

怀疑此病时,确诊需查到虫卵或成虫。在小儿入睡后2～3小时,仔细查看肛周皮肤,特别是皱褶处,找到白线头样的蛲虫便可确诊。或者于清晨便前,用透明胶带粘贴肛周皮肤取卵,显微镜下可见到虫卵。

(2)蛲虫病的治疗:可口服阿苯达唑,2～12岁儿童200毫克,1次顿服;或口服恩波吡维胺(扑蛲灵)每日5～7.5毫克/千克,间隔2～3周后再重复治疗2～3次,以防复发;或用枸橼酸哌嗪(驱蛔灵)50毫克/千克,分2次服用,日剂量不超过2克,连用7～10天,此后每周服药2日,日剂量同上,共4周,作为巩固治疗。中药治疗可用使君子果炒熟研粉,每日3次,每次1.5～2克,连服3天。也可用百部30克加水300毫升煎汤,滤除渣子后取100毫升左右药液灌肠,每日 1 次,连用 3~5 天。外用药物可选择蛲虫膏或雄黄百部膏,连用 4~5 天,可起到杀虫止痒的作用。

(3)蛲虫病的预防:需要加强卫生宣教,注意个人和公共卫生,饭前便后要勤洗手,勤剪指甲。儿童不要吃手,少穿开裆裤,勤换衣物床单,换下的内裤要煮沸消毒,对于儿童集体单位要经常普查,发现患有蛲虫病的儿童要及时治疗,防止互相传染。

3. 夏天常被蚊虫叮咬是小事吗

一到夏天,蚊虫增多,大多数人都有被蚊虫叮咬的经历,轻者毫无反应,重的人可以出现红肿,瘙痒难耐,甚至肿痛,数日不消。

常见的蚊虫包括蚊、蠓虫、蚋、蠓等,它们各有特点。

蚊是危害人类健康最严重的昆虫之一,可传播丝虫病、疟疾、脑炎、登革热、黄热病等传染病。蚊叮咬皮肤后释放的唾液刺激皮肤,会使人的皮肤出现红斑、丘疹或风团,皮损中心有时可见一个针尖大小瘀点,瘙痒程度因人而异,一般 2~3 天可消退。被蚊叮咬后,可局部涂擦各种止痒药,如炉甘石洗剂或薄荷膏等,瘙痒剧烈或皮损严重者可酌情口服抗组胺药物。蚊的预防要采取综合措施,首先要搞好环境卫生,清除积水、污水,不给蚊群滋生场所;室内可点蚊香或撒驱蚊药物,也可安装纱窗、纱门,悬挂蚊帐等;野外工作及活动时,可于皮肤上涂抹驱蚊药水,应穿长衣长裤加强防护;保护自然界中的食蚊动物,如青蛙、蝙蝠等。

(1)蠓虫:俗称"小咬""墨蚊",北方多出现在 5~8 月份

南方多出现在 4～10 月份。成螨多在日出前及日落后各 1
小时活动最多,雌雄个体在这段时间交配或吸血。不活动
时隐藏在具有一定温湿条件的草丛、树林、山洞中。螨主要
滋生在潮湿、松软、富有腐殖质的土壤内及水塘、树洞、沼泽
和住区附近的粪坑、污水沟等处。螨虫叮咬皮损常见于四
肢、足背或面部等暴露部位,皮疹孤立分布,奇痒难耐,被叮
咬部位可见风团,中央有叮咬痕迹,或见水肿性红斑,逐渐
变为风团,中央可见绿豆大小瘀点,有的可变成水疱,严重
者可出现水肿或全身性风团及大片瘀斑,常因搔抓及不当
处理而出现继发感染。被螨叮咬后,可外擦炉甘石薄荷脑
洗剂,瘙痒严重者可外用糖皮质激素药膏;如继发感染,应
早期应用抗生素治疗,反应严重者可应用抗组胺药。螨的
预防与蚊相似。搞好环境卫生,用杀虫剂喷洒处理可疑的
滋生地。防螨叮刺,如涂防螨药水、戴上防螨头网。

　(2)蚋:又称"黑蝇",多叮咬小腿等露出部位,刚被咬时
常无感觉,1～2 分钟后出现皮肤瘙痒和刺痛,3～24 小时局
部出现红斑、丘疹、水疱,被咬处出现出血点。治疗与蚊相
似。在山林地区可用烟雾或化学杀虫剂驱杀蚋虫。

　(3)虻:俗称"牛虻""瞎虻",被虻叮咬后会立即感觉剧
痛,并出现明显的皮肤红肿,中央可见叮咬痕迹,出血不止。
被虻叮咬的伤口应立即压迫止血,注意避免继发感染,可外
用止痒药膏缓解瘙痒。虻的预防比较困难,在牧区工作应
在皮肤上涂驱虫药,或穿防护服装。

4. 户外活动时被"毒虫"叮咬怎么办

户外活动,难免会碰到虫子咬伤,常见的小虫还好,如果碰到不常见的"毒虫",大家应该怎么办呢?

(1)隐翅虫和甲虫叮咬:隐翅虫和甲虫均为常见的毒虫,昼伏夜出,有趋光性,二者在皮肤爬行时均不叮咬也不释放体内毒液,只有虫体受到损害时,体内的毒液沾染皮肤才会引起皮肤损伤。隐翅虫虫体各段均含有毒素,为一种强酸性的毒汁,pH 值 1~6,与毒虫的种类不同有关。

临床表现:皮疹常发生于面颈、胸背、四肢等暴露部位,当毒虫开始侵犯皮肤时有异物感,拍死毒虫后,由于毒液刺激,2~4 小时后皮肤上会出现点状、条索状红肿,发痒及灼痛感,约 12 小时后皮肤上会出现水疱,有的发展为脓疱或坏死。严重者可伴有恶心、呕吐、恶寒和发热等全身症状。甲虫毒液沾染皮肤会引起皮肤红肿灼痛,严重者除局部皮肤损害外,还会出现不同程度的全身症状。

治疗:被这两种毒虫毒液沾到,如已出现皮损,尽早用肥皂水清洗皮肤,然后涂擦炉甘石薄荷脑洗剂或糖皮质激素软膏。若红肿明显或有糜烂,可用 1% 白矾液或 1:5 000 高锰酸钾溶液冷敷,若有脓疱或继发感染,要进行抗感染治疗。

预防:预防隐翅虫及甲虫要搞好环境卫生,清除房屋四周的杂草、垃圾,捣毁毒隐翅虫和甲虫的栖息地和滋生场所;夏季安装纱门、纱窗,阻止毒虫飞入室内;盛夏时节,不要开窗开灯睡觉,使用蚊帐或尽量减少身体的暴露;发现有虫体在身上爬行时,不要用手拍打、揉搓,应将虫子拨落在地,用脚踩死;若手已接触虫的碎片,立即用肥皂水反复清洗;加强相关知识的宣传,告之群众尽量不要在灯光下纳凉玩耍,不得已时请穿遮蔽性衣物或使用驱虫液。

(2)蜂蜇伤和蚂蚁蜇伤:蜂的种类很多,常见的蜇人蜂有黄蜂、蜜蜂、蚁蜂、土蜂、细腰蜂及丸蜂等。

临床表现:被蜂和蚂蚁蜇伤后,毒液深入皮肤,立即会出现灼痒和刺痛感,局部红肿,发生风团或水疱,中心可见蜇咬痕迹或瘀点。如多处被蜇伤,除会引起大面积皮损外,还会出现头晕、心慌等全身症状。特别是被蜂蜇伤,还会出现明显水肿,严重者会出现抽搐、肺水肿、昏迷或休克,可于数小时内死亡或经数日后死亡。因此,遇有全身症状者要及早进行治疗。

治疗:检查蜇伤部位,拔除折断的毒刺,局部可涂3%～10%氨水或5%～10%碳酸氢钠溶液,疼痛剧烈时可于蜇伤部位周围皮下注射普鲁卡因以镇痛消肿,也可口服抗组胺药及镇痛药。对有休克等严重全身反应者要立刻抢救,对其他重度反应予以对症处理。

预防:预防被蜂蜇伤,遇到蜂飞行时不要追捕,教育儿童不要戏弄蜂巢,发现蜂巢应在加强个人防护下彻底将蜂巢捣毁,以消灭黄蜂及幼虫。对于蚂蚁可采用药物灭蚁。

(3)蝎子、蜘蛛、蜈蚣:它们都是毒性较大的虫子,被咬伤后可能在短时间内出现生命危险,应及时就医治疗。

5. 虱子叮咬后瘙痒吗

虱属于昆虫纲,是永久性的体外寄生虫,种类很多,如人虱、猪虱、牛虱、狗虱、猫虱、鼠虱、鸭虱等,分别寄生在人和动物的体表。人虱是以刺吸人的血为食,又称吸虱。虱叮咬皮肤不仅会引起皮肤的损害,而且虱又是斑疹伤寒、回归热、战壕热等传染病的媒介。

虱叮咬后引起的症状因人而异,一般均有轻重不同的瘙痒和皮疹,有人仅感觉轻微瘙痒,有人因长期被叮咬而产生免疫,故不出现反应。

人虱分为头虱、体虱和阴虱。头虱寄生于头发部位,尤其是耳后发际及头后部,藏于头发中或附于头发上,常能见到针头大白色的虱卵。虱叮咬皮肤后常因为反复搔抓出现头皮抓痕、渗液、血痂或继发感染,形成疖肿,日久会导致毛发脱落。体虱常隐藏在贴身衣物上,以衣缝、皱褶、衣领和裤腰等处较多,产卵于衣裤的织物纤维上。常因剧烈瘙痒而影响休息,多发生在冬季。阴虱体积小,寄生于阴部或肛周的体毛上,其他部位以睫毛较多见,产卵于毛的基部,叮咬皮肤会引起剧烈瘙痒。阴虱主要通过性接触传播,夫妻常同患此病。

治疗虱病应以灭虱及灭卵为主,因体虱常寄居在衣服缝隙中,所以将脱下的衣物用沸水烫煮或用熨斗熨烫可达到灭虱效果。头虱可用 50% 百部酊灭虱,家庭或宿舍内成员有其他人患病时应同时治疗,皮疹可外用止痒药止痒,伴发感染时应进行抗感染治疗。预防虱病,应养成良好的卫生习惯,勤洗头、洗澡,勤换衣服,勤换洗被褥。

6. 养宠物后身上瘙痒是不是跳蚤惹的祸

蚤是哺乳动物和鸟、禽类的体外寄生虫,寄生于人和其他动物身上,根据跳蚤的习性和寄生的宿主不同而有人蚤、猫蚤、犬蚤、鼠蚤、鸡蚤之分。叮咬人的蚤主要是人蚤,虽然猫蚤、犬蚤也可叮咬人的皮肤,但它不能在人体寄生。如果家里养了猫、狗等宠物后,身上出现了皮疹、瘙痒,宠物也有抓咬自己身体的异常表现,可以仔细查看是否为跳蚤叮咬所致。在饲养猫、狗、禽类的家庭,若宠物主人腰部、小腿等处突然出现剧痒,可见到红斑、丘疹、风团,局部皮肤红肿,损害中央可见针头大小紫红色斑点,是叮咬的痕迹,皮疹多呈线状或成群排列,搔抓后可继发感染。如有以上表现,则要考虑有跳蚤叮咬的可能,若能捕捉到跳蚤,即可确诊。宠物身上跳蚤是吸食动物血之后再跳下来吸食人的血液,这些跳蚤常常带有多种细菌,能传染各种人畜共患疾病,对人的健康危害也很大。

机体对跳蚤叮咬后的反应常因人而异,有的被叮咬后无任何反应,有的却发生上述症状,儿童的损害症状常更显著,自觉奇痒难忍,由于搔抓而出现抓痕、血痂及继发感染。

治疗以外用药为主,在被叮咬的部位外涂炉甘石薄荷脑洗剂、清凉油等药物以止痒,皮损较多或反应明显者,可予口服抗组胺药物。要同时对宠物进行灭蚤治疗。贴身的衣物、床单等应用热水烫煮,然后在阳光下暴晒。对于跳蚤的预防,应改善环境卫生,保持室内清洁,住房要通风透光,衣服、被褥要勤洗、勤换、勤晒。不要与猫、犬同屋居住。若身居蚤较多的环境,于睡前在身上涂 20％樟脑油,可起到驱蚤的作用。家中饲养猫、犬、家畜、家禽者要对动物的栖居处喷洒药物灭蚤,但应注意防止动物中毒。

7. 臭虫有何生活习性,叮咬后瘙痒吗

　　臭虫又称床虱、木虱,臭虫爬过的地方,都会留下难闻的臭气,故名臭虫。臭虫群居于床榻、木器家具、天花板、地板、墙壁等的缝隙中。可从屋顶或蚊帐上掉落于人体吸血。常藏匿在衣物、行李、舟车、飞机内,随之散布各处。

　　特性:臭虫一般过群居生活,因此在适宜隐匿的场所常常发现有大批臭虫聚集。无论是幼虫,或是雌雄成虫,都是昼伏夜出,晚上偷偷地爬出来,凭借刺吸式的口器吸食人血,在找不到人血时,也吸食家兔、鼠和鸡的血。臭虫吸血很快,5～10 分钟就能吸饱。

　　近年来,京沪等地对臭虫危害性的报道明显增多,几乎绝迹的臭虫为何又会"重现江湖"? 据分析,京沪等地臭虫重现可能有两个途径:一是由国外传播进入;二是由农村地区进入。随着我国与国际交往的日益频繁,这些臭虫很有可能是从国外"偷渡"而来。另有专家分析,由于大量农村地区人口进城务工,如果他们原居住地的臭虫较多,臭虫的成虫、幼虫、卵会随着他们的迁移而进入城市环境,会在环境卫生条件差、人员居住密度大的建筑工地宿舍及外来人口租住房等地方逐渐泛滥。

　　临床表现:人被臭虫叮咬后,常引起皮肤瘙痒,过敏的

人被叮咬后有明显的刺激反应,伤口常出现红肿、奇痒,如搔破后往往引起细菌感染。皮疹常分布于腰臀、肩、踝等受压部位。一只臭虫可连续叮咬多处,所以皮疹往往排列成线状或片状。对叮咬部位的皮肤可外涂炉甘石薄荷脑洗剂、清凉油等各种止痒药水。

臭虫的预防:主要采取综合措施灭杀臭虫,环境防治的目的是铲除滋生条件,即整顿室内卫生,清除杂物,对床板、墙壁、棕棚等容易滋生臭虫的缝隙,用石灰或油灰堵嵌,有臭虫滋生的墙纸必须撕下烧掉。敲击床架、床板、炕席、草垫等,将臭虫振下、杀灭,或用针、铁丝挑出缝隙中的臭虫,予以杀灭。臭虫不耐高温,可用沸水将虫卵和成虫全部烫死,对有臭虫滋生的床架、床板等用具可搬至室外,用装有沸水的水壶口对准缝隙,缓慢移动浇烫,务必使缝隙处达到高温,以烫死臭虫及虫卵,对滋生有臭虫的衣服、蚊帐,可用沸水浸泡。对不能用沸水烫泡的衣物,可放到强烈的太阳光下暴晒1~4小时,并给予翻动,使臭虫因高温晒死或爬出而被杀死。在有臭虫活动的居室,对行李、家具等物品的迁移,务必严格检查、处理,以防止臭虫的带出、带入而造成播散。另外,也可喷洒杀虫药物。

8. 蜱虫叮咬是什么样

蜱又称"壁虱",分为两类,一类是体表较硬,背部和腹部有质板的称为硬蜱;另一类是躯体较软,无质板的称为软蜱。蜱常叮咬狗、猫、马、鸟、兔、羊、鸡、鼠等动物,吮吸血液,也偶尔叮咬人。

特性：蜱常栖居于墙壁、石缝、草地、树林及动物的巢穴处。蜱在宿主的寄生部位常有一定的选择性，一般在皮肤较薄，不易被搔动的部位。硬蜱多在白天侵袭宿主，吸血时间较长，一般需要数天。软蜱多在夜间侵袭宿主，吸血时间较短，一般为数分钟到 1 小时。蜱的吸血量很大，在发育期饱血后可胀大几倍至几十倍，雌硬蜱甚至可达 100 多倍。蜱一旦找到适宜的宿主吸血就不再换地方，其口器可牢牢固定在宿主皮肤上，受惊吓也不离去，若强行拔除，因头部有倒钩而易将倒钩折断于皮肤内。

症状：蜱开始叮咬时不觉疼痛，叮咬 24～48 小时局部出现虫咬的瘀点或瘀斑，重者瘀点周围有明显的水肿性红斑或丘疹、水疱，瘙痒或疼痛，时间稍久会出现坚硬的结节。某些蜱在叮咬人的同时将唾液（或虫卵）中能麻痹神经的毒素注入宿主体内，可引起"蜱瘫痪症"，表现为上行性麻痹，最后可因呼吸中枢受侵而死亡，特别常见于儿童。还有不少蜱可引起"蜱咬热"，蜱吸血 1～2 天后患者出现畏寒、发热、头痛、腹痛、恶心、呕吐等症状。

治疗：发现被蜱叮咬后，不可强行拔除，可用乙醚、氯仿、松节油等涂在蜱的头部，待蜱自行松口，或用凡士林、液状石蜡、甘油厚涂在蜱的头部，使其窒息，然后用镊子将其轻轻拔出。去除蜱后伤口要进行消毒，如发现其口器断在皮内要手术取出。出现全身中毒症状者要给予抗组胺药或糖皮质激素。出现蜱麻痹或蜱咬热要及时进行抢救。

预防：在蜱的预防方面，首先要改善环境卫生，草原地带采用牧场轮换和牧场隔离办法灭蜱。结合垦荒，清除灌木杂草,清理禽畜圈舍,堵洞嵌缝以防蜱类滋生;捕杀啮齿动物。蜱类栖息及越冬场所可喷洒敌百虫、滴滴涕等杀虫剂。加强个人防护,进入有蜱地区要穿五紧服,长袜长靴,戴防护帽。外露部位要涂布驱避药,离开时应相互检查,勿将蜱带出疫区。皮肤涂抹邻苯二甲酸丁酯乳剂可有效预防蜱虫叮咬。

9. 全家人一到夜间就瘙痒是怎么回事

全家人一到夜间就瘙痒难耐,或者共同居住集体宿舍的同学、同事先后发生夜间瘙痒,身上还起了很多小疙瘩,这时要考虑疥疮感染的可能。疥疮俗称"闹疥""疳疮",是由疥螨在人体表皮层内引起的接触性传染性皮肤病。疥疮通过直接接触(包括性接触)而传染,经由与患者亲密接触或性行为而感染疥虫,受感染的衣服和被褥,也可能传播疥虫,但此途径并不常见。在室温下,疥虫离开人体皮肤尚可存活2~4天,在矿物油中可存活7天之久,在50℃的环境中10分钟即死亡,卵在室温下约可存活10天。湿度高及低温环境,有助于疥虫存活。

疥虫多在手指缝、手腕、腋窝、脐周、生殖器、腹股沟等柔嫩薄弱处活动,头面部通常不受累,但婴儿可见侵犯头面部。疥疮损害为针头大小的丘疱疹和疱疹,疏散分布,有时可见疥虫在表皮内穿凿的隧道。因疥虫常在夜间活动,故奇痒难忍,夜间剧烈。治疗可用10%硫黄软膏,儿童剂量减半,自颈部以下外擦全身皮肤,早晚各1次,连用3天,擦药期间不洗澡不换衣服,使粘在衣物上的药物也能杀虫,第四天洗澡更衣,并将污染的衣服、被单等煮沸消毒。必要时隔1周可再治疗1次。家中或集体单位的患者要同时治疗。

疥疮的预防,要注意个人卫生,勤洗澡、勤换衣服,勤晒被,不与患者同居、握手,衣服不能与患者的放在一起。发现患者及时治疗,换下的衣服要煮沸杀虫。

10. 螨虫会引起皮肤瘙痒吗

螨虫种类繁多,全世界约有5万种螨虫,近年来发现不少种类与人类的健康关系密切相关,主要有尘螨、粉螨、蠕螨、革螨、恙螨、草螨等。螨虫是一种肉眼不易看见的微型害虫,可叮人吸血,侵害皮肤,引起"酒渣鼻"、蠕螨症、过敏症、尿螨症、肺螨症和肠螨症等,严重危害人类身体健康。有学者调查表明,成年人约有97%感染螨虫,其中以尘螨为主。尘螨的尸体、分泌物和排泄物都是可致病的过敏原,他们分布在地毯、沙发、毛绒玩具、被褥、坐垫、床垫和枕芯等处滋生,以人的汗液、分泌物、脱落的皮屑为食,繁殖速度极快;还有粉螨,主要在贮存的粮食和食品中繁殖;蠕螨,主要寄生在人的毛囊和皮脂腺中,如鼻、耳、头皮、前胸、后背、耳道等地方,又称毛囊虫。

被螨虫叮咬后先感到局部皮肤瘙痒,尤其夜间明显,为持续性剧痒,局部可出现水肿性红斑、丘疹、风团,中央常见有虫咬的瘀点。发现被螨虫叮咬后,首先要脱离现场,及时更衣洗澡,局部外涂炉甘石薄荷脑洗剂等止痒药水,若皮疹广泛、炎症明显者,可予抗组胺药或糖皮质激素。寄生在人面部的皮脂腺中的毛囊虫,一般不引起症状。如宿主的皮脂分泌增多及死虫崩解物的刺激,可在局部产生炎症反应。目前尚无满意的杀灭毛囊虫药物,可在医生指导下试用甲硝唑、米诺环素治疗。外用药可选择 5% 硫黄乳剂或 5% 过氧苯甲酰酯乳剂及甲硝唑霜。

11. 被水母蜇伤又痒又痛,可以用水冲洗吗

夏季到海边游玩是个不错的选择,但如果被海里的水母蜇伤便大为扫兴。水母俗称海蜇,在我国沿海能蜇人的水母有钵水母、霞水母、僧帽水母、黄斑水母等,其大小形态不一,刺人时触手可达 1 米以上。因为其触手很长,蜇伤皮肤部位的皮疹呈鞭痕状排列。

症状:若被水母蜇伤,经 3～5 分钟,局部即感到刺痒、麻痛或烧灼感,继而局部发生红斑、丘疹或荨麻疹样皮疹,重者可有出血性损害,并于 1～2 天形成水疱。瘙痒剧烈时影响睡眠,一般历时 1～2 周可痊愈。如全身被蜇面积较大,则可出现呼吸困难、胸闷、冷汗等全身症状,对毒素敏感者会出现口吐白沫或粉红色泡沫,甚至死亡。分布在大西洋至地中海一带的僧帽水母,其神经毒液可导致人们出现严重的全身中毒症状,甚至死亡。

治疗:一旦被蜇伤,伤者要尽快去除粘在皮肤上的触手,切勿用淡水冲洗,在现场可用毛巾、衣服、泥沙擦去黏附在皮肤上的触手或毒液,不可用手直接擦拭,可用海水冲洗。对于皮炎,可用白矾水冷敷,也可以用 10% 碳酸氢钠溶液或 1% 氨水冷敷,或外用炉甘石洗剂以止痒。应急处理后要及时就医,对皮损面积大、全身反应严重者,要及时给予

抗组胺药和糖皮质激素,并给予输液以加快毒素的排泄,以及对症处理。

预防:夏季海水浴者要选择洁净的海水区,在海上遇到海蜇浮游水面切勿用手推移,海滩上遇到不明种类的海生物不能随便用手触摸。在正规的海水浴场,周围应架设严密的网具以防水母进入,并备有一定的急救设施。

四、物理性皮肤病瘙痒

1. 痱子痒吗

痱，俗称痱子，是由于环境中的气温高、湿度大，出汗过多不易蒸发所致。痱子的发生除高温高湿外，尚有其他因素。有人认为，汗孔的闭塞是因一种汗孔的原发性葡萄球菌感染所致，此种感染与热和湿的环境有关；也有人认为，痱子的发生与出汗过多无关，而是与皮肤表面大量繁殖的微球菌有关。

症状：痱子分为白痱、红痱和脓痱。白痱，主要为针尖至针头大小的浅表性小水疱，壁薄清亮，周围无红晕，轻擦易破，且有自限性，一般无明显感觉。主要发生在颈部、躯干部，密集多发。常发生于高热并有大量出汗、长期卧床、过度衰弱的患者。红痱，主要表现为成批出现圆而尖形的针头大小的密集丘疹或丘疱疹，周围有轻度红晕，以手背、肘窝、颈、胸、背、妇女乳房下和小儿头面部、臀部为好发部位，自觉轻度烧灼、刺痛和瘙痒感；夏季多发，急性发病，是最常见的一种痱子。脓痱，表现为痱子的顶端有针头大小的浅表性小脓疱，常见于四肢屈侧，会阴等皱褶部位和小儿头部。

治疗：出现痱子可外用痱子粉、炉甘石薄荷脑洗剂等，可服绿豆汤、金银花露或地骨皮煎水以解毒化湿。出现脓痱时可外用2‰鱼石脂炉甘石洗剂。当天气凉爽时,皮疹可迅速消退。

预防:预防痱子的发生应保持室内通风,保持室内凉爽干燥,以减少出汗和利于汗液蒸发;穿宽大舒适的衣服,便于汗液蒸发,衣服潮湿了应及时更换;经常保持皮肤的清洁干燥,常用干毛巾擦汗或用温水勤洗澡,洗澡后可撒爽身粉等;出现痱子后要避免搔抓,防止继发感染。

2. 夏季皮炎会瘙痒吗

夏季皮炎,顾名思义就是夏季炎热时发生的皮肤病,由于气候炎热引起的一种季节性的炎症性皮肤病,常在6~8月份发病。本病成年人多见,由于天气炎热、温度高、湿度大,再加上灰尘等刺激皮肤而导致。

症状:皮损对称发生于躯干、四肢,尤其以小腿伸侧为甚。表现为大片鲜红斑,其上有针尖至粟粒大小的丘疹、丘疱疹,瘙痒明显,搔抓后会出现抓痕、血痂,久之皮肤粗糙增厚。天气转凉后可自然减轻后消退,有明显的季节性。

治疗:夏季皮炎的治疗可外用炉甘石薄荷脑洗剂、糖皮质激素外用制剂。外敷中药治疗以清热利湿,凉血止痒为法,如侧柏叶、大青叶、金银花、苦参、马齿苋和黄柏等,也可取得很好的疗效。

预防:夏季皮炎是可以预防的,保持室内通风、凉爽、干燥,潮湿闷热的季节可以启用空调除湿,以免身体出汗过多;同时穿着宽松、吸汗的衣物,如棉麻、真丝等全天然材料的衣裤;保持皮肤干燥清洁,温水沐浴,浴后擦干皮肤,可外用爽身粉等,切忌用热水烫患处;夏天要多喝水,以稀释汗液里化学成分的浓度,而不宜多喝含糖饮料;高温天气下尽量多待在阴凉通风的地方,避免频繁外出。

3. "低温"也能烫伤皮肤吗,有瘙痒感吗

在寒冷的季节,或是身体不适的时候,很多人特别是女性和老年人,喜欢烤暖炉、用电热毯或热水袋、暖宝等取暖,但殊不知,这些产生温度并不是非常高的设备,如果使用不当,也可能烫伤皮肤,也就是所谓的"低温烫伤"。

病因:"低温烫伤"是因为皮肤长时间接触高于体温的不足以引起烧伤的低热物体而造成的烫伤。接触 70℃ 的温度持续 1 分钟,皮肤可能就会被烫伤。而当皮肤接触近 60℃ 的温度持续 5 分钟以上时,也有可能造成烫伤。

症状:"低温烫伤"多造成的是火激红斑,皮损好发于大腿内侧、小腿伸侧、上胸部、下背部和腹部,开始表现为一过性网状红斑,久之呈边缘不清的淡红色、暗红色或紫红色,然后可变成黑褐色,最后可出现毛细血管扩张和网状色素沉着,偶有瘙痒感。去除病因后,皮损可缓慢消退。一般而言,早期病变是可逆的,而持续吸收热后皮肤色泽会明显变深且持久,消退也慢。

预防:为了避免发生低温烫伤,最好不要长时间接触温度超过体温的物品。如果用电热毯,温度不要设得过高,也不要整夜使用,更不要长时间地贴近暖气片等取暖设备。在使用热水袋取暖时,水温不易过高,热水袋外面最好用布

包裹隔热,或放于两层毯子中间,使热水袋不直接接触使用者的皮肤。

以往低温烫伤者多为中老年人,值得注意的是,患有糖尿病、脉管炎或脑卒中后遗症、长期卧床的老年人尤其需要注意,因为他们的皮肤感觉较常人更迟钝些,容易出现低温烫伤。而如今随着电子设备的出现,"低温烫伤"已经不是中老年人的专利。年轻人在使用各种取暖设备时,一定要严格按照说明书操作,在使用金属和电子取暖器时,尽量不要直接接触皮肤,以避免低温烫伤。

4. 冻疮又痒又痛怎么办

冻疮好发于初冬、早春季节,多见于儿童、妇女和末梢循环不良者。寒冷是冻疮发生的主要原因,潮湿和冷风的刺激可使病情加重。患者自身的皮肤湿度、末梢微血管畸形、自主神经功能紊乱、营养不良、内分泌障碍等因素可能也导致发病。缺乏运动、手足多汗潮湿、鞋袜过紧及长期户外低温下工作等因素均可助长冻疮的发生。

症状:冻疮好发于四肢末端、面部和耳郭等处,两侧分布。皮损持续3周左右缓解,严重者可持续整个冬季。患有者冻疮会自觉瘙痒,受热后加重,如果受冻时间较长,局部组织缺氧及细胞损伤较剧,也可出现疼痛症状。

治疗:如发生冻疮而未破溃者,可外用复方肝素软膏、多磺酸黏多糖乳膏、辣椒酊、维生素 E 乳等;已破溃者,外用5%硼酸软膏、10%鱼石脂软膏或1%红霉素软膏等。中药茄根、花椒煎水外洗也有疗效。也可用红外线(包括频谱)、氦氖激光等局部照射。系统治疗冻疮,可口服烟酰胺、硝苯地平等血管扩张药。对于反复发作者,可口服温经驱寒、活血化瘀的汤药进行调理。

预防:冻疮反复发作会严重影响患者生活质量,预防冻疮,应做到:①加强体育锻炼,促进血液循环,提高机体对寒冷的适应能力。②遇冷时注意防冻保暖,防止潮湿,不穿着过紧鞋袜。③受冻后不宜立即热水浸泡或取火烤烘。④伴有其他相关系统性疾病时应积极治疗。⑤对反复发生冻疮者,可在入冬前用亚红斑量的紫外线或红外线照射局部皮肤,促进局部血液循环,具有一定的预防作用。

5. 日光暴晒后皮肤红肿、瘙痒怎么办

进入春末夏初,越来越多的人在户外活动,长时间日光照射后出现了日晒伤,为正常皮肤过度接受户外紫外线(UVB)后产生的一种急性炎症反应,表现为红斑、瘙痒、水肿、水疱和色素沉着、脱屑。约50%的紫外线是通过大气层散射而来的,故在雾天也可发生本病。日晒伤好发于儿童、妇女、滑雪者及水面作业者,其反应的强度与光线强弱、照射时间、个体肤色、体质、种族等有关。

治疗:出现晒伤后,轻者可外用炉甘石薄荷脑洗剂,稍重者选用冷敷、糖皮质激素药膏或用2.5%吲哚美辛溶液外擦。系统治疗,轻者可选择抗组胺药,重者或疗效欠佳者可口服小剂量糖皮质激素、阿司匹林或吲哚美辛。中药药膜外用或冷湿敷有明显的消斑止痒的效果,多使用清热凉血的中药,如黄芩、大青叶、金银花和牡丹皮等。

预防：预防日晒伤，需要做到经常参加室外锻炼，增强皮肤对日晒的耐受能力；在上午 10 时至下午 2 时日光照射最强时尽量避免户外活动，或减少户外照射时间；避免日光暴晒，外出时应注意防护，如撑伞、戴宽檐帽子、穿长袖衫。若在户外，建议常规应用日光保护因子（SPF）15 以上的遮光剂，有严重光敏感者需用日光保护因子 30 以上的高效遮光剂。遮光剂要在日晒前至少 20 分钟的时候使用。外出时无论阴天和晴天最好使用遮阳伞遮光，伞面的颜色与紫外线防护性能有关，在同等的条件下，伞面颜色越深，其抗紫外线的性能也越好。相比之下，黑色、藏青色、深绿色就较浅蓝色、浅粉色、浅黄色等防紫外线性能好。

6. 一到夏天皮肤就瘙痒，是日光在作怪吗

有些人在春季或夏初时，前胸"V"区、手背、上肢伸侧及小腿等暴露部位会出现丘疹、水疱、斑块等皮疹，瘙痒明显，入秋后多能缓解或消退。日光照射后数小时或数天出现皮疹，停止照射后 1 周左右皮疹完全消退不留痕迹。这种情况要考虑夏季最常见的一种光照性皮肤病，多形性日光疹。

多形性日光疹可能是暴露部位皮肤对紫外线诱导的产物发生了过敏反应，多种光致敏物与此有关。有报告同卵双胞姐妹可同时发病，似乎与遗传因素有关。本病女性易发病，部分患者发病与口服避孕药有关。

预防和治疗多形性日光疹，首先应进行宣传教育，提高患者对紫外线防护的认识。大部分轻症患者可采用避光、使用屏障物及宽谱遮光剂的方法。此外，避开强烈日晒的

时间段,适量参加户外活动或短时间的日光浴可逐步提高机体耐受光线照射的能力,而减少发生皮疹的机会。较严重者可考虑局部治疗、系统治疗及光治疗。局部治疗可外用糖皮质激素药膏及消炎止痒的中药膏。系统治疗包括羟氯喹、烟酰胺、沙利度胺。抗组胺药物可缓解瘙痒症状。对极严重且对其他治疗无效的患者,可服用小剂量糖皮质激素,病情控制后逐渐减量。较严重的患者可预防性使用补骨脂素加长波紫外线(PUVA)或紫外线治疗。光疗应在预计病情发作前的一个月进行,治疗期间可能会诱发疾病。

中医学认为,本病是由于禀赋不耐,湿热内蕴,复受日光照射,阳光之热邪与体内久蕴湿热搏结,阻于肌肤而发病,一为血热蕴肤证,治疗以清热凉血为法,方可用皮炎汤化裁;二为湿热蕴结证,治疗以清热利湿为法,方用利湿清热汤化裁。

7. 吃野菜所致日光性皮炎瘙痒吗

很多人都喜欢到户外采野菜如灰菜、苋菜等,生吃或做馅吃,殊不知吃了这些野菜,虽然过了嘴瘾,但都有可能诱发日光性皮炎。生活中有很多食物都会导致日光性皮炎。包括植物类和动物类。

光感性的植物:包括伞形科(香菜、芹菜、茴香),芸香科(柑橘、柠檬、酸橙),菊科(野菊、黄花蒿),桑科(无花果),豆科(紫云英),十字花科(野生油菜、芥菜),藜科(灰菜、甜菜),牧草和真菌类(木耳、香菇)。尚有报道,光敏性的植物有胡萝卜、小白菜、萝卜叶、苋菜、菠菜、防风草、莳萝和天竺黄等。这些植物中含有的呋喃香豆素是最常见和最重要的光敏物。体质、食用光敏性植物和长久日晒三者同时作用可发生植物-日光性皮炎。光感性的动物主要是泥螺,当食用过多的泥螺,在强烈日光暴晒之后皮肤会发生急性炎症反应。

症状:表现为暴露部位皮肤潮红、水肿,表面光亮,可见丘疹、水疱,以及瘀斑、糜烂、坏死或溃疡,多见于头面、手足背等处。自觉灼热、瘙痒、胀痛和触痛。少数人会出现全身不适症状。

治疗:轻者补充B族维生素、维生素C和烟酸等。重者可及时、足量应用糖皮质激素。对于面部水肿者可服用中药,以清热解毒为主,佐以祛风利湿,方宜普济消毒饮化裁。局部治疗可外用炉甘石薄荷脑洗剂等消炎止痒,或冷敷清热利湿止痒中药煎剂。

预防:本病可以预防,应加强卫生宣传,注意饮食卫生。具有特异性过敏体质者,不宜食用某些着色茎叶(尤其是紫红色)的野生或种植的蔬菜,或少量食用后避免日晒3天左右,可减少本病的发生。在吃过野菜后减少外出,特别是要减少直接受到强光照射的机会。凡有过敏史的人,最好不要采摘灰菜、苋菜等光感性强的野菜食用。避免过多食用泥螺,食用前应清洗干净并腌透再食用。食用泥螺时,仅食用其肉,不食用内脏及泥螺肠。食用泥螺后应避免日晒。

8. 宝宝玩沙子后手上出现"痒疙瘩"怎么办

宝宝经常在草地、沙土或地毯上爬行游戏、挖沙子或玩积木等,用肥皂水或洗衣粉吹泡泡,手背、指背、手腕处可见针尖至粟粒大小的丘疹,轻微瘙痒,可逐渐扩展到前臂、肘、膝、上臂、大腿或躯干等部位。这就是所谓的"沙土皮炎",也叫摩擦性苔藓样疹,又名儿童丘疹性皮炎。

沙土皮炎的皮疹形态比较单一,都是针尖至粟粒大小,皮肤色或淡红色的小丘疹,轻微瘙痒。多发于夏、秋季节,男孩多见。避免接触泥沙、玩具后,皮疹可逐渐消退。病程4～8周。

治疗:在皮损处可外用炉甘石薄荷脑洗剂,15％氧化锌膏,瘙痒明显者可选用糖皮质激素药膏和口服抗组胺药。皮疹较红者可用2％～3％硼酸液冷湿敷,每日2～3次。或用适量鲜马齿苋和黄芩洗净煎水,降温后洗搽患处,每日2～3次。若皮肤红肿糜烂,炎症较重者,应及时到医院治疗。

预防:预防沙土皮炎,要避免接触外界不良刺激,在游玩时注意监护。应尽可能减少局部刺激,教育小儿不要玩沙土、肥皂泡沫,不要在草丛、地毯上爬行,避免接触毛、化纤类物品,不要用热水烫及搔抓。

9. 皮肤被"汗腌了",又红又痒怎么办

一到夏天,经常有一些胖女士的乳房下、两大腿根部皮肤出现红斑、潮湿,伴瘙痒,天热出汗多时症状更明显,老百姓称为"汗腌了"。皮肤皱襞处由于温暖、潮湿、摩擦,再加上汗液浸渍等刺激,而出现红斑、肿胀、瘙痒的症状,医学上称为摩擦红斑,也称间擦疹。

症状:最初皮疹为界线清楚的红斑,肿胀明显,继之可发生糜烂、渗出,重者可形成浅表溃疡。如继发感染,局部可出现淋巴结肿大。本病常见于肥胖婴儿颈部和耳后,以及肥胖成年人的腋窝、乳房下、腹股沟、阴股部、臀间沟、指(趾)间。炎热和潮湿季节多见。自觉瘙痒和灼烧感。

治疗:早期红斑时外扑滑石粉、松花粉等,保持局部干燥,避免肥皂、热水的刺激。如出现糜烂、渗液,外用依沙吖啶氧化锌油或 3‰ 硼酸溶液湿敷,待干燥后改用霜剂。如继发真菌感染或细菌感染,可选用合适的抗真菌药或抗生素。

预防:应注意保持周边环境的凉爽和干燥,可使用电风扇或空调。衣服需要轻质、宽大,并有吸湿性,避免穿毛料、尼龙、合成纤维及牛仔裤,避免长时间坐位。温水洗澡、淋浴以保持皮肤皱褶部位清洁干燥,可扑痱子粉或滑石粉。避免使用封包性油膏、刺激性软膏或化妆品。尿便失禁者,可外用有保护作用的软膏、洗剂、粉剂或霜剂。

五、红斑、鳞屑性皮肤病瘙痒

1. 什么是多形红斑，剧烈瘙痒怎么办

多形红斑病又称渗出性多形红斑，是一种病因复杂的急性炎症性皮肤病。皮疹具有多形性的特点，常伴有黏膜损害，特征性皮损为虹膜状皮疹（猫眼样损害）。春、秋季好发，易反复发作。发病年龄多为 10～30 岁。

前期可有畏寒发热、全身不适及咽痛等症状。皮疹常于 24 小时内发生，对称分布，好发于口鼻周围、手足背、前臂及小腿伸侧。损害为红斑、丘疹、斑丘疹、结节、水疱，重者可出现大疱、血疱或紫癜。常伴有剧烈瘙痒、疼痛或烧灼感。口、鼻、眼及外生殖器黏膜可受累，出现红肿、水疱及糜烂。按皮损特点，临床分为斑疹-丘疹型、水疱-大疱型、重症型 3 型。

治疗应积极寻找病因，疑为药物引起者应停用一切可疑致敏药物。轻症患者多在数周内自愈，仅需对症处理；重症患者往往可危及生命，需积极治疗。

轻型病例瘙痒剧烈一般给予对症治疗，如抗组胺药、钙剂、维生素 C 等，外用炉甘石洗剂或糖皮质激素类霜剂。重症病例应及时给予全身足量糖皮质激素。感染诱发的多形红斑应选用适合的抗生素，皮肤黏膜糜烂严重者也应选用

抗生素防治感染,但应注意避免可能致敏的药物。对于黏膜损害的患者,要重视局部皮肤黏膜的护理,注意口腔清洁,可用3%过氧化氢液或漱口液漱口,影响进食者,进食前可用1%利多卡因溶液含漱。为避免或减轻眼部后遗症,要及时清理分泌物,用抗生素和可的松眼药水交替滴眼,夜间可用红霉素眼膏涂眼。对皮肤大疱应抽取疱液,糜烂渗出多时用3%硼酸液或1∶8 000高锰酸钾液湿敷。

2. 什么是红皮病,为什么会"红皮"

红皮病又称剥脱性皮炎,是一种严重的全身性疾病,一般认为红皮病与剥脱性皮炎为同一种疾病,前者以广泛的红斑浸润伴有糠秕状脱屑为特征,而后者存在广泛性水肿性红斑,伴有大量脱屑。红皮病的典型表现是全身皮肤弥漫性的潮红、浸润、肿胀、脱屑和瘙痒。红皮病常常表现在皮肤、黏膜、皮肤附属器、淋巴结上,如黏膜可出现眼睑缘炎、角膜炎、角膜溃疡。皮肤附属器可见毛发脱落,指(趾)甲可以出现萎缩、混浊、凹陷等。淋巴结肿大见于2/3红皮病患者,其中以腹股沟和腋下淋巴结受累概率最大,颈部次之。肝脾大见于1/3~2/3的患者,药物过敏和淋巴瘤所致的红皮病,肝脾大较为常见。红皮病患者由于毒素被吸收和皮肤散热功能失常,可引起不同程度的发热,多数患者体温在38℃~39℃。如果高热、中毒症状明显,应考虑并发感染。红皮病患者除体温升高,还伴有血液流变学改变及内分泌改变。因此,红皮病不仅仅是皮肤病变,它可以累及多种脏器,对患者危害极大。

临床引起"红皮"的原因很多,多由某些皮肤病加重引起,如银屑病、湿疹、脂溢性皮炎、毛发红糠疹、扁平苔藓等恶化而引起;也见于淋巴瘤及其他恶性肿瘤,如蕈样肉芽肿、霍奇金病、恶性淋巴瘤、白血病等也可发生红皮病,预后多不佳;还见于药物过敏引起的严重的皮肤反应。此外,还可见于其他原因,包括落叶型天疱疮、挪威疥、皮肌炎或结节病等。

3. 红皮病致全身瘙痒难忍怎么治疗

红皮病来势凶猛,多数患者全身瘙痒难忍。因此,对于红皮病瘙痒的控制应做到对因及对症治疗。

对因治疗主要指病因治疗,对于原因不明的红皮病患者,应力争寻找病因;原因已明确的,还要注意有哪些诱因可使病情加重。如肿瘤所致者,应在有条件时力争手术切除,淋巴瘤或白血病患者可采用放、化疗;银屑病、湿疹、毛发红糠疹等所致者,应在病情控制后对原发疾病进行积极有效的治疗,以防再发红皮病。对症治疗主要是使用抗组胺药镇静、止痒,口服西替利嗪、氯雷他定、依巴斯汀等。局部治疗的原则是止痒、保护皮肤和防止感染。

同时,还应采取以下措施:支持疗法,由于红皮病患者大量脱屑,蛋白质丢失,发热也消耗体液及热能,因此及时补充足量蛋白质、水及电解质十分关键。补液时,输液速度不宜过快,以防心脏负荷过大而心力衰竭。定期测定血中电解质,由于红皮病患者皮肤渗出体液较多,带出大量电解质,若不及时补充,甚至会危及生命。预防感染,红皮病患者皮损遍及全身,皮肤失去了抵御外界细菌的能力,加之使用糖皮质激素,机体抵抗力受到抑制,极易感染。一旦发现感染灶,要及时给予足量有效的抗生素。激素治疗,正确、及时地使用糖皮质激素,可以缩短病程,提高治愈率,并防止各种并发症产生。

此外,中医药对于红皮病的治疗有其独到之处,它可以控制发热、渗出等临床症状,替代或减少激素用量,防止激素不良反应过早产生,提高机体免疫力、防止感染等。

4. 红皮病全身瘙痒生活中应注意什么

红皮病患者生活中应最先关注皮肤的护理。全身外搽硅霜等保护皮肤。结厚痂者,用棉花蘸香油外搽皮损,以软化痂皮;潮红水肿明显者,外搽 1%炉甘石洗剂、10%硼酸滑石粉等;有糜烂渗出者,用 0.1%依沙吖啶等湿敷,每次湿敷面积宜小于体表面积的 1/3,采取分片交替湿敷法,以免引起药物吸收中毒;干燥脱屑者,选用糖皮质激素药膏或润肤剂。使用糖皮质激素药膏时,忌大面积长期使用,可配合温水浴,浴后涂抹温和润肤剂。

生活中还应关注以下几方面。

(1)注意饮食调养:宜食高蛋白食物,如瘦肉、鸡蛋等,补充体内蛋白的流失。多吃水果及多种蔬菜,如苹果、梨、葡萄、胡萝卜、菠菜、南瓜、番茄、青椒、芹菜等,补充水分及多种维生素。同时,忌饮酒及辛辣刺激性食物,如葱、生姜、韭菜、蒜苗等。

(2)避免滥用药物:慎用各种口服及外用药物。包括各种镇静类口服药物,避免药物的多种不良反应,以及具有刺激作用的外用药物,治疗过程中选择用药应特别慎重避免出现交叉过敏反应,避免皮损的加重。

(3)注意皮肤的清洁及保持良好的环境:如空气流通,保持室内空气的清新与畅通,对被褥进行清洁等,避免外界因素造成的皮肤感染。此外,还应关注红皮病患者的心理健康,掌握其心理变化的全过程,做好心理指导工作,使患者有效地保持心理平衡,以利于治疗和康复。

5. 夏季出现很痒的环状皮疹是什么病

一到夏天,四肢、躯干和臀部出现小片红斑,并缓慢离心性扩大,可自然消退,但易反复发作。这是离心性环状红斑,是一种过敏反应,由多种病因引起,如感染、药物、食物、蚊虫叮咬等。各年龄段均可发病,多见于青壮年,无性别差异。初发损害为单个或多个水肿性红色丘疹,渐向周围扩大形成环状、弧状或融合成多环状,中央变平,颜色消退。瘙痒程度不一,可无自觉症状。身体任何部位均可受累,损害主要发生在四肢,最常见的为臀部、大腿和上臂,面部很少受累。单个损害可持续数日、数周或缓慢扩展数月,易反复发作,病程可持续多年,多数病例病变最终自行消退。

临床应与体癣、玫瑰糠疹和多形红斑等疾病相鉴别,容易误诊。体癣皮疹虽可呈环状红斑,但边缘由丘疹、水疱组成,表面有鳞屑损害,瘙痒明显,直接镜检可见菌丝。玫瑰糠疹的皮疹有母斑和子斑,呈椭圆形,皮疹长轴与皮纹平行排列,且有自限性,一般 4～8 周后自然消退。多形红斑的皮疹呈多形性,有虹膜损害,很少有环状和多环状发疹。

此外,需要注意的是,临床多种皮肤病均可出现类似离心性环状红斑的皮疹,如红斑狼疮、皮肤肿瘤等,因此如离心性环状红斑不易消退时,应该及时就医并进行必要的检查。

6. 银屑病分哪几型,瘙痒吗

银屑病俗称牛皮癣,是一种常见的红斑鳞屑性皮肤病。其特点为皮肤出现红斑,上覆银白色鳞屑,搔刮后有层层脱落,露出半透明薄膜,刮下薄膜有点状出血。本病病程缓慢,具有复发倾向。现代医学认为,本病的发病原因较复杂,主要有遗传、代谢障碍、感染、免疫功能障碍等。

银屑病的分型,根据临床特征可分为寻常型、关节炎型、脓疱型及红皮病型,其中寻常型占99%以上,其他类型多由寻常型银屑病外用刺激性药物、系统使用糖皮质激素、免疫抑制药过程中突然停药及感染、精神压力等诱发。

(1)红皮症型银屑病:一部分由寻常型银屑病发展而来。另一部分因治疗不当,如用刺激性很强的药物涂抹,或长期大量应用糖皮质激素后突然停药所致。其特点为全身弥漫性潮红,仅有少量正常皮肤,大量脱屑,并伴有发热等症状。

(2)脓疱型银屑病:是一种在寻常型银屑病基础上,发生泛发的无菌性小脓疱,有的融合成片,表面糜烂、脱屑,有烧灼感,可伴有发热、乏力等症状。本型较少见,但病情顽固,反复发作。发病原因可能与应用糖皮质激素、感染及外用刺激性强的药物有关。

（3）关节病型银屑病：除皮损外可出现关节病变，后者常与皮损同时出现或先后出现，一般先有皮损，后出现关节症状。任何关节均可受累，包括肘膝的大关节，指（趾）小关节、脊椎及骶髂关节。可表现为关节肿胀和疼痛，活动受限，严重时出现关节畸形。

银屑病患者可有不同程度的瘙痒症状，在病情加重时尤为显著，也有患者可无自觉症状。

7. 银屑病患者如何预防瘙痒

对于银屑病患者，预防瘙痒的关键在于预防银屑病病情的加重，避免各种加重病情的刺激因素。

首先，患者要自我缓解精神压力，尽量避免各种诱发因素，如感冒、咽痛、鼻窦炎、情绪波动等，忌食刺激性食物，避免激发性疗法，禁搔抓及热水洗烫。其次，必须明确，目前对银屑病的各种治疗只能达到近期疗效，不能防止复发，寻常型银屑病对身体危害不大，切不可盲目追求彻底治疗而采用可导致严重不良反应的药物，以免使病情加重或向其他类型转化。

治疗银屑病的方法有很多，药品也有很多，具体哪一种方法、哪种药物有效，是因人而异的，但是一定要去正规的大医院皮肤科就诊。现在医疗市场中，有很多偏方或特效方或是自制的中药方，服用时有明显疗效，停药后病情加重，甚至引起红皮病，对人体有伤害，要提高警惕。

作为银屑病患者,还应该明确以下几点:本病不传染,即使是重症患者,经适当地治疗也可获近期临床治愈;一般无内脏损害,预后良好;由于需要禁食某些食物(忌口),患者需调整、增加其他食物,防止营养不良。

8. 副银屑病与银屑病有什么区别,瘙痒吗

副银屑病是一种较为少见的皮肤病,以红斑、丘疹、浸润、脱屑而无自觉症状或轻微瘙痒为其特征,系一组病因不明、症状不显、皮损各异、病程慢性、对治疗抵抗的皮肤病。在临床上可分为小斑块型副银屑病、大斑块型副银屑病、急性痘疮样苔藓样糠疹和慢性苔藓样糠疹。

副银屑病的初期和银屑病皮疹可有相似之处,也有以下几方面的不同点。发病人群:副银屑病多见于中年,男性多见;而银屑病无明显年龄、性别差异。就皮疹而言:副银屑病可以为点滴状、斑片状,常为大小不一的淡红色及黄红色斑,界线不很清楚,无明显浸润,其上覆有单层鳞屑,发展较慢,呈慢性经过;银屑病皮疹表面有厚层鳞屑,犹如轻刮蜡滴,故称为滴蜡现象,刮去鳞屑又见淡红色发光薄膜,称为薄膜现象,再刮去薄膜出现出血点,称为点状出血现象。发病部位:副银屑病较少累及其他部位;而银屑病可累及毛发、指(趾)甲。少数副银屑病可发展为皮肤淋巴瘤;而银屑病癌变可能性很小。两者组织病理检查存在明显区别,副银屑病组织病理示表皮和真皮浅层有非特异性炎症。

副银屑病瘙痒较轻时,可外用润肤软膏或激素类软膏,部分患者瘙痒明显,可口服抗组胺药。

9. "母斑"是怎么回事,瘙痒怎么解决

"母斑"是玫瑰糠疹的特征性皮疹。玫瑰糠疹是一种常见的急性炎症性皮肤病,典型皮损为覆有领圈状糠状鳞屑的玫瑰色斑疹,有自限性。

发病最初是在躯干部出现一个圆形淡红色斑,被称为母斑。母斑不断扩大,甚至可达鸡蛋大小。之后在躯干部陆续出现比较小的红斑,多时可蔓延到颈部及四肢近端,一般不发生在面部及小腿。之所以称为玫瑰糠疹,是因为它的皮疹呈玫瑰红色,微微高出皮肤,有的含在皮内,大小不一,有的像黄豆大小,有的像钱币大小,上面覆盖着一层糠状的薄皮,称为糠状鳞屑。这些皮疹大多数为椭圆形,其长轴与皮肤纹理相一致。

玫瑰糠疹好发于春秋两季,中青年人发病较多,女性稍多于男性,痒感轻重不等。多数患者有轻度瘙痒,也有瘙痒重的患者。个别患者有低热、头痛、全身不适、咽喉痛、关节痛或淋巴结肿大等全身症状。

玫瑰糠疹病程一般为4～8周,也有2～3个月,甚至更长时间的。这种病不治疗也可以自行消退,一般不再复发。故治疗的目的是为了减轻症状和缩短病程。瘙痒时可用抗组胺药,也可用维生素C。局部可外用炉甘石洗剂或糖皮质激素软膏。中医多用清热解毒凉血等法治疗本病,也可减轻瘙痒,缩短病程。本病患者还应注意避免辛辣刺激饮食,以免加重瘙痒,延长病程。

10. 毛发红糠疹瘙痒吗,应如何处理

毛发红糠疹又称毛发糠疹,是一种特发性、丘疹鳞屑性皮肤病,以黄红色鳞屑性斑片和角化性毛囊性丘疹为特征,病程较长。可见于任何年龄,10 岁以前和 40~60 岁为两个发病高峰期。部分患者可有程度不同的瘙痒。

本病初起时,头皮上有厚厚的灰白色糠秕样鳞屑,很快累及面部,出现黄红色干性细薄鳞屑,继而泛发全身,颈侧、四肢的伸侧、躯干和臀部多发毛囊性小丘疹,密集成片,呈"鸡皮"样外观,触摸时有粗糙感或刺手感,丘疹融合成黄红色或淡红色斑块,表面覆以糠秕样干燥鳞屑,多数患者伴有掌跖角化过度,也可伴有皮肤瘙痒、干燥、灼热和紧绷感。在病变的皮肤中可夹有少数的正常皮肤,称为"皮岛"。

毛发红糠疹是一种慢性皮肤病,一般不伴发脏器损伤,不直接威胁生命,故除继发红皮病者,一般不宜系统使用激素及免疫抑制药,以免造成药物所致的不良反应及并发症。所有患者均以中等剂量的维生素 A 及维生素 C 为基础治疗药物,连续用 2 个月,如无效则停用;瘙痒明显者,口服抗组胺药。所有患者均可外用润肤剂、维 A 酸制剂、糖皮质激素软膏,并避免热水及皂类擦洗,尽量减少对皮损的刺激。中医以祛风利湿,活血通络或养血润肤为治疗原则,均能取得一定疗效。

11. 扁平苔藓会出现在哪些部位,瘙痒剧烈怎么办

扁平苔藓是一种慢性、复发性炎症性皮肤病,典型皮损为紫红色多角形瘙痒性扁平丘疹,黏膜常受累。

(1)病因:目前尚不清楚,精神因素,感染因素,某些药物(如米帕林、奎尼丁、链霉素、青霉胺、别嘌醇和酮康唑等)及自身免疫性疾病(如白癜风、桥本甲状腺炎、溃疡性结肠炎、结缔组织病、移植物抗宿主反应及恶性肿瘤)等,可能与本病的发生及加重有关。扁平苔藓可以发于身体任何部位,但四肢多于躯干,屈侧多于伸侧,尤以腕屈侧、踝周围、大腿内侧、胫前、手背、口腔黏膜和龟头最易受累。

(2)表现:初起皮损是针尖大的小丘疹,粉红色,继而扩大至 0.5~1 厘米或更大,皮损成熟期多为紫红色或紫蓝色,丘疹的中央微有凹陷,附有光滑如蜡样的薄膜状鳞屑,表面可见细微的白色网状条纹,称为 Wickham 纹。本病有多种分型,伴有明显瘙痒感。

(3)治疗:详细了解发病前的用药情况,应停用可能诱发本病的药物;消除或减轻精神压力,避免搔抓及烫洗等刺激。对瘙痒患者可给予抗组胺类、止痒类及镇静类药物。瘙痒剧烈时常用药物有糖皮质激素、维 A 酸类、免疫抑制药等。局限性皮肤扁平苔藓早期可选择强效糖皮质激素外用;对治疗抵抗或角化过度的损害,可选用曲安西龙注射液皮损内注射。口腔扁平苔藓局部应用糖皮质激素比联合用药更方便、有效且经济。此外,还可选用低分子肝素、抗疟

药、抗真菌药物、抗生素类及光化学治疗和物理疗法。中医学认为，本病是因风湿热蕴聚经络，气滞血瘀化热所致，治宜祛风除湿解毒，活血化瘀通络，也可消斑止痒。

12. 线状苔藓什么样，很痒怎么办

线状苔藓是一种多见于儿童的自限性线状炎症性皮肤病，也称线状获得性炎症性皮肤疹。本病病因不明，因皮疹常沿肢体的血管或神经分布，故有人提出本病与脊髓神经的功能障碍有关，或患处的末梢神经对外来刺激的反应性增强所致。

（1）表现：本病主要发生于 5～10 岁儿童，婴儿及成年人少见，女多于男，好发于某一肢体的一侧，上肢比下肢多见。早期损害为针尖至粟粒大小扁平多角形或圆形苔藓样丘疹，表面略有光泽，附有少量灰白色鳞屑，多数簇集，逐渐发展增多，并互相融合，形成长短、宽窄不一的连续或断续的条纹状或带状，线条宽为 0.2～3 厘米，有时可延伸与整个肢体等长。皮损为肤色或灰白色，部分为淡红色的苔藓样小丘疹，沿肢体呈连续或间断的线状排列。多为单侧性分布，偶见双侧者。无自觉症状或偶有痒感。部分病例合并白色糠疹、轻度特应性皮炎、指甲营养不良等。一般在数月内自愈，少数患儿可持续数年。

（2）治疗：本病瘙痒时可局部外用糖皮质激素软膏或中药软膏，甲损害用糖皮质激素药膏封包治疗有效，口服维生素 B_2 也有一定疗效。

六、过敏性皮肤病瘙痒

1. 春天脸部变红有小疹子且很痒是什么病

有些人一到春天,皮肤上就会出现一片一片的发红、小疹子,而且奇痒无比,经过治疗或者等季节转换,就能逐渐消退。这是一种接触了某种物质(如花粉、粉尘、螨虫和化学气体等)所引起的过敏性的皮肤病,临床上医生将之称为过敏性皮炎。严格来说,过敏性皮炎的概念很宽泛,所有过敏性的皮肤病都有不同程度的炎症,因此都可以称为"过敏性皮炎",但由于其他疾病都有其特点,较易区分,因此便约定俗成,"过敏性皮炎"特指这种以皮肤红斑、丘疹伴瘙痒的轻度过敏性皮肤病。

过敏性皮炎可以发生于身体的任何部位,但一般都在容易接触致病原的部位发生,如颜面、颈部、四肢等暴露部位,或衣领、袖口、裤腿及腰腹等衣物缝隙处;它的主要表现为成片的皮肤潮红、小丘疹,偶尔会有小水疱或有少量的渗出,几天后可以出现"起皮"的现象,同时伴有较为明显的瘙痒。病轻的时候可以在几天内自行消退,但若持续接触过敏原或症状较重,则会留下深色的印痕。因此,当出现过敏性皮炎症状时,要及时选用外用药膏和抗过敏药物进行治疗,中药治疗本病也是一种很好的选择。

在日常护理方面,除了要做好皮炎局部的防护,避免继续接触过敏原外,还应该注意饮食要清淡,尽量少吃辛辣食物,尤其是虾、蟹、羊肉等;尽量少接触香料及化工产品,洗澡时使用温水,避免水温过高,尽量少用浴液香皂及化妆品等。

2. 接触膏药后局部红肿、瘙痒、出水疱是怎么回事

膏药治疗腰酸腿痛十分方便有效,是许多家庭的常备药,但有些人贴上膏药后局部皮肤就会开始发热、发痒,揭下膏药后就会发现用药的地方出现一大片红斑,严重的时候还会有红肿、小红疹,甚至是水疱。这种现象称为接触性皮炎,是皮肤直接接触某些物质引起的炎症性皮肤病。

(1)病因:为什么会出现接触性皮炎?为什么有人就没有问题呢?接触性皮炎分为两种,一种为接触刺激性物质所产生的刺激反应,如接触了酸、碱、沥青等,这种反应不存在差异,所有人接触了这类东西都会患病;而另外一种则属于接触了过敏原后产生的过敏反应,只有过敏性体质的人会患病。常见的过敏原除了膏药外,还有金属、日用化工产品、化工原料、动物的皮毛、植物及花粉等。

(2)临床特点:怎么知道是接触物品后引起的呢?接触性皮炎主要有以下3个特点:首先皮损范围通常都比较局限,大都只在接触的部位,如贴膏药引起的红肿皮损就同膏药形状相同的一块,表带引起的就在手腕上窄窄的一圈,涂眼影引起的就局限在眼睛周围;其次,这些皮疹的类型比较

单一,所有的皮疹看上去都差不太多,如成片的红肿,或是小丘疹,或是水疱等,很少同时存在多种皮疹;最后,不继续接触该物质后,症状会很快好转。

(3)治疗:接触性皮炎的治疗也比较简单,离开刺激性物质后针对症状涂抹些药膏、药水即可。红肿或瘙痒比较严重时可以用毛巾蘸凉水后冷敷,也可以口服抗组胺药;如果水疱较大或较多,最好到医院处理以免感染。中药对过敏性皮炎也有较好的疗效,采用清热凉血消斑的治法,可有效消肿祛红止痒。另外,在以后的生活中一定要注意避免再次接触此类物质,否则还会再次出现这些症状。

3. 奇痒的"扁疙瘩"是什么病,为什么时起时消

不少人都有皮肤突然发痒,随后长出成片的"扁疙瘩",不久又可以完全恢复正常,这种症状难以找到原因,时有时无,由于这种病如同鬼怪作祟难以捉摸,古人认为这种病与鬼有关,便把这种病称为"鬼饭疙瘩",而中医学认为,这种病是受风引起的,便将之称为"风疹块",现在我们把这种病称为荨麻疹。

(1)病因:荨麻疹是一种典型的过敏性皮肤病。常见的病因有:①接触生物性过敏原。如食入或吸入各种蛋白质、被各种病原微生物或寄生虫感染、被昆虫叮咬蜇刺等。②接触化学性过敏原。如食品中的化学添加剂、各种致敏药品、日常生活中接触到的化妆品、化工成分。③受到物理性刺激。如温度变化、光线照射、搔抓压碰等机械性刺激。

④自身因素。如精神紧张、情绪波动、女性月经、绝经、妊娠等。⑤内科疾病。如肿瘤、红斑狼疮、类风湿关节炎、肾炎、肝病等。

(2)发病机制：从专业上来说，荨麻疹属于速发型超敏反应，可以在接触过敏原很短的时间内就出现症状。简单来说，这是由于机体的免疫功能紊乱，对于某些外来刺激产生了过度的反应，在接触导致我们过敏的物质（过敏原）刺激后，机体内产生了一种专门识别这种过敏原的抗体，并附着到一种称为肥大细胞的细胞上，当再次接触过敏原时，细胞上的抗体识别出了过敏原，便通知肥大细胞释放出一些可以导致过敏症状的物质（组胺等），于是就出现了过敏的症状。这些物质的作用时间比较短，因此在数分钟或数小时后症状就会消失，而再次接触到过敏原又会重复这个过程。因此，不接触过敏原就不会发生荨麻疹，但有时临床中很难确定过敏原，或很难不接触过敏原。这时，应用一些抗组胺药，可以有效缓解症状。

4. 皮肤一碰就发红、起风团和瘙痒见于什么病

皮肤出现风团伴红晕、瘙痒是荨麻疹的表现。一般来说，这些风团的颜色可发红、发白或正常，不经处理风团在数分钟到数小时内自行消失，不留任何痕迹，是一类常见的过敏性皮肤病。除了上述典型表现外，荨麻疹还有以下几种常见的特殊类型。

(1)接触性荨麻疹：仅在皮肤直接接触某些特殊物质后

出现荨麻疹症状,不再接触这些物质则不会再犯。如有一种称为苯佐卡因的麻醉药,直接接触皮肤后几乎可以让所有的人都出现荨麻疹的症状。当然,大多数导致接触性荨麻疹的变应原只会对该物质过敏的人起作用,常见的过敏原包括氯化钴溶液、苯甲酸、山梨酸、乙醇等。

(2)皮肤划痕症:又叫人工荨麻疹,约有10%的人都有此症状。患者对搔抓等机械性刺激高度敏感,可自觉皮肤瘙痒,搔抓后沿搔抓的痕迹出现风团。轻者风团不很明显或无风团,较重者在皮带、袜口等紧束部位也可出现风团;极重者甚至皮肤一碰就发红、瘙痒并出风团。如无机械刺激,则不出现风团。

(3)寒冷性荨麻疹:接触冷水或寒冷刺激后,出现风团伴瘙痒症状,轻者仅仅局限在受寒部位,严重者可延及全身各处,甚至出现头痛、低血压、昏厥等休克症状。大多数患者在几个月或几年内症状自行消失。

(4)胆碱能性荨麻疹:患者对体内神经释放的一种称为乙酰胆碱的物质过敏,因此当运动,出汗,情绪激动及受到热刺激(包括热水浴、吃热的食物或饮料)时,在全身出现密集的、细小的红斑风团,伴有剧烈的瘙痒,可以持续几个小时。本型多见于青年人,一般的药物治疗效果不理想,常常反复发作,但可以在几个月至几年内痊愈。

(5)日光性荨麻疹:当皮肤暴露在日光下几分钟内,照光局部就会迅速出现风团伴有瘙痒的症状,通常持续1小时以上才会消退。这些患者主要是对日光中的紫外线过敏,部分比较敏感或者对穿透性较强的紫外线过敏的人,日光透过玻璃或者照射在较薄的衣服上也可以引起症状。

一般来说,发病持续到 6 周以上,称为慢性荨麻疹,一般需要较长的治疗时间,且容易反复。

5. 中医如何治疗荨麻疹

中医将荨麻疹称为"瘾疹""风疹块",认为风邪是主要的致病因素,在治疗上运用疏散风邪的方法进行辨证治疗。常见以下几种类型:①症状遇热加重,遇凉减轻者辨为风热证,运用消风散加减进行治疗。②遇寒加重者,运用麻黄汤加减或防风通圣丸进行治疗。③怕风、汗出较多者属于表虚不固,主张以玉屏风散加减进行治疗。④风团颜色不红,劳累后症状加重者属于气血两虚,运用八珍汤或者当归饮子加减进行治疗。⑤女性月经前后症状加重,同时有月经不调、痛经等症状属于冲任不调,以丹栀逍遥丸进行治疗。⑥风团颜色较红,夜间发作明显,影响睡眠,情绪不好者属于心经郁热,以补心丹或导赤散加减进行治疗。上面所说的药方都是常用方剂,近年来为了方便人们使用,许多药方还制成了胶囊剂、颗粒剂,服用比较方便。

除了内服药以外,还可以选用药物外洗、拔罐、针灸、埋耳豆等方法进行治疗。常用的外洗药物包括百部、蚕沙、地肤子、蛇床子、荆芥穗等,一般取单味药物 30～80 克,水煎 20 分钟左右,放至室温后擦洗,每日 1～2 次即可。也可在后背大椎、肺俞、膈俞、心俞,以及膝盖内上方的血海等穴位拔火罐,每 2～3 日进行一次治疗。到正规医疗机构进行针灸或埋耳豆、针刺放血等治疗,也有较好的疗效。

6. 服药后出现皮疹、瘙痒是药疹吗，什么药容易发生药疹

吃药后全身发痒、随即出小疹子，有经验的人很快会判断出这是由于药物过敏引起的。如果仔细阅读药物的说明书，就会发现许多药物都在不良反应中注明可能产生皮疹。这种由于内服、注射和吸入等途径使药物进入人体后引起的皮肤、黏膜反应被称为药疹。

如何诊断药疹呢？药疹是与用药密切相关的一种过敏性皮肤病，没有既往史的患者往往很难在初期就断定属于药疹，需要综合分析来判定。一般来说，皮疹发生的时间有助于药疹的诊断，首次使用某种药物一般在 7～10 天出现症状，如果以前使用过类似药物，1～2 天就可以出现症状。药疹发生的面积一般较广，皮疹以小丘疹最为常见，数目较多，且比较密集，呈对称性分布，颜色较红，如果有这些特点，就要高度怀疑药疹的可能。这时停用可疑药物，并加用抗组胺药，多喝水以促进药物排出，症状就不会加重，2 周左右症状可以完全消退。凡考虑为药疹者，在今后的生活中要慎重或避免使用这些可疑的药物。

常见的致敏药物包括：①解热镇痛药（消炎药）如吡唑酮类的氨基比林、安乃近、保泰松等，水杨酸类的阿司匹林等。②抗菌类药物如磺胺类、青霉素类药物等。③镇静类药物如巴比妥类等。④生物制剂如各种疫苗、血清等。此外，还需要注意，许多中草药、特别是动物类中药也会引起药物过敏。近年来，应用较多的中药注射剂因为其成分较

为复杂,也很容易引起药物过敏。有些药物本身不是同一种类的药物,但是因为其成分在结构上有相似之处,也会存在交叉过敏现象。一般药疹的症状较轻,但如果忽视这个问题继续用药,则有可能引起较重的症状,甚至危及生命,因此在临床应用中必须予以重视,出现异常症状要及时到医院诊治。

7. 为什么感冒时服某种药后嘴唇上就出现暗红色、瘙痒性斑片

有些人一患感冒,嘴唇上就会出现鲜红色或者紫红色的斑片,同时还伴有明显的瘙痒。这些斑片边界很清晰,形状比较规则,如圆形、椭圆形、环形等,长得位置也十分固定,每次都是在同一个部位出现,有时还轻度肿起。这些斑片消退后都会留下明显的色素沉着,颜色也多种多样,有暗红色、暗褐色、黑色、蓝色等。仔细观察其实这是吃药的原因,有时候如果感冒症状很轻,不吃药坚持两天就好了,这些皮疹也就没有出现,而一旦吃了某些感冒药,这些皮疹就会出现。这种皮疹是药疹的一种,因为其症状十分特殊,每次都在同样的部位出现,因此我们把它称为固定性药疹。

固定性药疹可以发生于全身任何部位,但在口鼻周围、前后阴等皮肤和黏膜交界的部位更为常见。每次服用同样的药物后都会在同样的部位起疹(有时其他部位也会同时出现皮疹)。症状较重时,斑片中也可以见到水疱并且疼痛。一般情况下,固定性药疹10天左右就会消退,但遗留下的色素沉着则存在较长时间,且疾病发作越频繁,颜色越

深。在我国,引起固定性药疹的常见药物包括磺胺类、四环素类、青霉素类等抗菌,巴比妥类、地西泮等镇静药,以及布洛芬、阿司匹林等解热镇痛消炎药。固定性药疹与一般药疹的治疗方法相同,在以后的生活中一定要注意避免再次服用过敏的药物,才能彻底防止疾病的复发。

8. 发热服用头孢后全身出红疹瘙痒,是药疹还是病毒疹

有人在发热后吃了些头孢类等药物后,身上反而出了一身密密麻麻的小红疹,同时还伴有明显的瘙痒,有些有经验的人会发现,这些小红疹与麻疹十分类似,那么这到底是吃药引起的药疹,还是病毒感染引起的病毒疹呢?实际上二者的表现十分类似,有时即使是医生也很难得出结论,通常情况下需要结合病史和实验室检查等综合判定。两类疾病可以通过以下几个方面进行鉴别:①病毒疹多见于小孩,大人相对较少,但出疹、发热症状均较重。②病毒疹有一定的发病过程,皮疹按一定的顺序出现和消退,如麻疹以耳后—面颈—躯干—四肢顺序出疹,5～7天后按照出疹的顺序逐渐消退;药疹则无明显顺序,发现时常常已遍布周身,停药后症状即有改善。③药疹与病毒疹表现虽然相似,但药疹的颜色更为鲜艳,且瘙痒感觉更为明显。④药疹的患者除出现流感症状外,可伴有胸闷气短、气喘等呼吸道过敏的症状;病毒疹出疹前则主要表现为咳嗽、流涕、喷嚏等流感症状,不伴胸闷、气喘等。⑤药疹患者往往有既往药物过敏史或其他过敏史;病毒疹往往呈流行性发作,患者常接触人

群中可发现类似病人。⑥病毒疹的患者血常规中,多有白细胞总数的降低、淋巴细胞的计数和(或)比率升高。一般来说,药疹患者的白细胞总数不会降低。

9. 为什么有时眼睛、口鼻和皮肤一起瘙痒

有些人一到春季或秋季就会出现鼻子、眼睛、耳道内、上腭及头颈部皮肤的奇痒无比,同时还可能有流鼻涕、打喷嚏、眼睛怕光、流泪的症状。一般情况下,这些症状持续的时间不是很长,但眼、鼻、上腭等部位很难抓痒,还是会带来较大的痛苦。这些症状是由于吸入了空气中花粉颗粒所引起的过敏性反应。由于患者只对特定种类的花粉过敏,因此根据植物花期的不同,可以分为春、夏、秋 3 种季节类型。春季型主要由树花粉(橡树、榆树、槭树、桦树等)所致;夏季型由园草花粉(狗乐草、猫尾草、香茅草、果园草等)和野草花粉(绵羊酸模草、英格兰车前草等)引起;秋季型大都由野草花粉(豚草)诱发。在过去这种病主要由豚草引起,因此在野草变为枯黄的秋季更为多见,国外的学者就把这种病称为"花粉症"或"花粉热",由于患者打喷嚏、流鼻涕等鼻部症状较重,目前大都认为花粉症是过敏性鼻炎的一种。现在随着人们环保意识的提高,绿化植被在增多的同时,通过空气传播花粉的植物数目和比例也大大增加,这使枯草热的发病率也逐年的增加,除了北方的冬季,其他季节也都可以发病。

枯草热的症状通常在早、晚较重,有时也在接触花草植物后,或在强烈的阳光下突然发作,症状严重时甚至会出现

呼吸困难。目前,花粉症缺乏有效的治疗方法,一般都是针对症状进行相应的处理,使用抗过敏药物是比较常用的方法。当疾病缓解时,也可以通过测定过敏原并采取相应的脱敏治疗来防治花粉症。

10. 肘窝、腘窝干燥、瘙痒不愈是什么病

有些小孩两个肘弯、膝盖弯皮肤干干的,呈暗褐色,有些增厚,而且特别瘙痒,常年不好。由于集中在肘窝、腘窝四个大关节弯曲处,便把这种病形象的称为"四弯风"。现在,我们把这种病称为特应性皮炎,又叫特应性湿疹、遗传过敏性湿疹,从名字中可以看出,这是一种特殊类型的湿疹。特应性皮炎的典型特征就是这种局限在肘窝、腘窝或颈部、眼、口周围成片的小丘疹、斑片,局部皮肤明显变厚粗糙,颜色加深,同时伴有剧烈的瘙痒。

特应性皮炎好发于儿童和青年,一般来说病程较长,按年龄可以分为婴儿期(2 个月至 2 岁)、儿童期(3～10 岁)和青年成人期(12～23 岁)3 个阶段,病情容易反复,也有长期不愈的情况。婴儿期表现为颜面部的湿疹,一般渗出比较明显,症状时好时坏,反反复复,但会随着年龄的增长逐渐好转。儿童期皮疹以小丘疹和丘疱疹为主,渗出不明显,除了颜面有皮疹以外,还可以长在脖子周围、肘窝、腘窝等处,也可以见到全身发疹的情况。成人期皮疹以局限性肥厚的斑片为主,少有渗出,全身的皮肤都比较干燥。由于患病的时间较长,经过反复搔抓,皮疹处皮肤颜色加深,肥厚粗糙。大多数患者都会经历至少以上两个阶段,一般疾病都是间

歇性发作,同时伴有剧烈瘙痒,也有持续发作不缓解的情况。

特应性皮炎患者的体质较为敏感,很多轻微的刺激都会加重病情。此类患者多伴有呼吸系统的过敏疾病,如过敏性的鼻炎和过敏性哮喘,并且这种体质有可能遗传,患者的父母兄弟姐妹也容易患有过敏性疾病。因此,患有特应性皮炎一定要做好打持久战的准备。

11. 为什么特应性皮炎患者瘙痒剧烈

特应性皮炎的患者,最大的困扰就是剧烈的瘙痒,这种瘙痒严重地干扰了日常的生活,使人坐立不安,无法集中精神来学习、工作,甚至会痒得整夜都难以入睡。这种剧烈的瘙痒主要是由以下几个原因造成的。

(1)高度敏感:特应性皮炎属于一种典型的过敏反应,患者比一般的过敏性疾病的患者更为敏感,许多轻微的刺激都会引起特应性皮炎患者出现过敏症状,机体处在过敏状态下会分泌出多种引起瘙痒的物质,过敏反应越严重,这些物质就会分泌得越多,瘙痒也会越严重。因此,即使处在相同的环境里,特应性皮炎患者的瘙痒显得更为严重。

(2)皮肤干燥:绝大多数特应性皮炎患者都存在皮肤干燥的症状,皮肤表面的水分和皮脂减少,会引起瘙痒症状。另外,干燥的皮肤失去了屏障功能,使机体更容易接触过敏原而导致瘙痒的症状加重。

(3)治疗方法不当:许多患者还采用错误的方法来止痒,过度的搔抓和热水烫洗都是强烈的刺激,虽然当时具有一定的止痒效果,但过后会让瘙痒和炎症更为严重。特应性皮炎患者大都是儿童和青少年，自制力较差，往往会不自觉地搔抓皮肤，使得瘙痒越来越重。

（4）心理因素：特应性皮炎患者大都因为皮疹难以好转、影响形象而导致紧张、抑郁、焦躁，这些不良情绪会引起神经功能紊乱，使得神经的敏感性增高，更容易感觉到瘙痒，而瘙痒本身也会引起不良情绪，如此恶性循环，因此特应性皮炎患者的瘙痒症状更加突出。

12. 特应性皮炎的患者如何避免诱发瘙痒

特应性皮炎患者体质比较敏感，许多轻微的刺激就可能会引起严重的过敏反应。因此，特应性皮炎患者要尽量找出自己的过敏原，并在日常生活中避免接触。一般来说，通过饮食、呼吸和皮肤直接接触的方式接触过敏原，因此这几方面都应该引起足够的重视。过敏原主要包括各种蛋白质和其他化学物质。蛋白质既包括食物中的蛋白质，也包括花粉颗粒、螨虫、动物毛发等吸入物和皮肤接触物；化学物质包括天然或人工合成的香料、染色剂、防腐剂、黏合剂、金属及药物等。一般来说，人工合成的成分更容易引起过敏。因此，特应性皮炎患者的饮食应该尽量简单、清淡，尽量不吃外面加工烹调的食品；居住环境也以洁净为主，避免到尘土多、阴暗潮湿、污染较重的地方去，也应该尽量避免接触花草、宠物。穿着以纯棉制品为主，少穿皮毛大衣、人工合成纤维和颜色鲜艳的衣物。日常生活中也要注意尽量少接触肥皂、洗衣粉等化工产品，不用香味浓重的化妆品和洗涤用品。此外，像花生、牛羊肉等所谓的"发物"中含有一种叫花生四烯酸的物质,这种物质可以加重过敏反应,因此要尽量避免食用这些食物。

皮肤干燥也是特应性皮炎患者皮肤瘙痒的原因之一,在日常生活中也要注意保持皮肤的滋润,及时使用具有保湿功能的化妆品或药膏。另外,休息不好、精神紧张、焦虑抑郁时瘙痒也会加重,控制情绪、保持心情愉快也有助于缓解和避免瘙痒。

13. 中药如何缓解特应性皮炎的瘙痒

特应性皮炎患者的瘙痒可以通过内服或外用中药得到缓解。中医学认为,特应性皮炎的瘙痒是由于湿、热(毒)、风、瘀、虚等因素诱发的,因此治疗上也会根据患者的症状进行辨证治疗。

(1)如果患者皮疹渗出明显,或伴有舌苔厚腻、胃口差、大便溏稀等症状,就属于"湿气"较大,需要运用健脾除湿止痒的方法进行治疗,常用药方有除湿胃苓汤、四妙丸、五皮饮等。

(2)如果皮疹颜色发红,局部皮肤温度升高,遇热时瘙痒加重,则是热邪引起的瘙痒,应该以清热凉血止痒方药进行治疗,如黄连解毒汤、导赤散等。

(3)如果瘙痒时重时轻,位置不固定,出汗后加重,则认为是由风邪引起的瘙痒,可以用疏风止痒的方药治疗,如消风散、地黄饮子等。

(4)瘙痒剧烈且位置固定,夜间更重,同时伴有皮疹颜色暗红,皮肤明显变厚,认为是血瘀导致的瘙痒,用桃红四物汤或大黄䗪虫丸治疗。

(5)瘙痒较轻,但持续不断,同时伴有皮肤颜色较浅,疲倦无力,女性月经量少等症状,属于血虚或阴虚引起的瘙痒,以滋阴养血方药进行治疗,如六味地黄丸、当归饮子、八珍汤等。

为了更快地起到止痒效果,同时可以配合中药外用药物治疗,一般常用具有清热利湿止痒中药外洗,如黄柏、菊花、地榆、马齿苋,配合少量花椒、苦参、白鲜皮、冰片等煎煮后敷洗。由于特应性皮炎患者皮肤干燥,加用浮小麦、荷叶等滋润力量较强的中药,能起到很好的止痒效果。

14. 宝宝的小屁屁上又红又痒,还能用尿不湿吗

尿不湿是许多年轻的爸爸妈妈心中最佳的选择,不需要为宝宝洗尿布,也能保证宝宝小屁股皮肤的清洁与娇嫩。但是,有些小宝宝用过尿不湿后,屁股和大腿内侧红红的,有时还起小疙瘩和水疱,宝宝自己不停地抓蹭、哭闹,这时有经验的奶奶或姥姥就会说这是尿布皮炎,不让宝宝再用尿不湿了。这样做有一定的道理,但不一定完全正确。

(1)病因:出现这种情况有两种可能,一种是由于宝宝对尿不湿上的某些成分过敏而产生的过敏性皮炎,或尿不湿太硬,宝宝娇嫩的皮肤受到摩擦而产生的刺激症状,这时暂停使用尿不湿几天后症状就会缓解,以后试着换用质量较好的其他牌子的尿不湿就不会再出现问题了。另外一种情况才是真正的尿布皮炎。尿布皮炎是由于尿布或尿不湿被尿后,滋生出了一些细菌,产生氨气后刺激宝宝皮肤导致

的。这种情况下就不能给宝宝带尿不湿了,这是由于无论哪种尿不湿都外包有不透气的防水材料,而闷热潮湿的环境最利于细菌的生长,因此越用尿不湿宝宝的症状就会越重。

(2)应对措施:当宝宝出现红屁股症状时,要注意勤换尿布,不能在宝宝身下或尿布外加垫包裹不透气的防水布料,症状较重时可以涂抹硼酸油、氧化锌油或炉甘石洗剂。有糜烂渗液时需要及时到医院进行治疗。

(3)预防:尿布皮炎的预防重点在于保持婴儿外阴和臀部皮肤干燥、清洁。尿布用吸水性强、质地细软的旧布单,并勤洗勤换。不用带有染料成分的花布作尿布。橡胶和塑料布,既不吸水又不透气,不要将这些物品垫在婴儿身下或包在尿布外面。孩子大小便后应用温开水将臀部洗净,用细软布擦干。换尿布时先撒上少量无刺激性的爽身粉,洗尿布时应用清水充分冲洗,除去污物和尿布上残留的肥皂和洗衣粉,尿布多晒阳光或烘干后再用。使用尿不湿时一定要选用质地柔软,透气性好的产品,并注意及时、定时更换。这样,宝宝就不会出现红屁股的症状了。

15. 皮疹流水伴瘙痒就是湿疹吗

湿疹是很常见一种皮肤病,许多人身上一起小皮疹、瘙痒,医生就会说这是湿疹。但实际上湿疹有其一定的特点,不是所有的皮疹、瘙痒都算是湿疹。

湿疹是由多种因素引起的剧烈瘙痒的一种过敏性炎症皮肤病,具有皮疹形态多、分布对称、易反复发作和伴有明显瘙痒等特点。湿疹的皮疹包括红斑、小丘疹、丘疱疹,破溃后可以有糜烂、因搔抓形成的抓痕等多种形态,并可同时出现。湿疹按照皮疹的特点分为 3 个时期,急性期具有明显的渗出倾向和炎症反应,亚急性期渗出和炎症均有减轻,慢性期则出现皮肤增厚粗糙、纹理和颜色加深、脱屑等。这三期与患病的时间长短没有直接关系,有些患者直接表现为慢性湿疹,有些患病时间很长也会因为刺激而表现为急性期湿疹。

湿疹有他好发的部位,如手部湿疹、耳部湿疹、乳房湿疹、外阴湿疹、肛周湿疹等,也有些湿疹面积很大,全身多处发作,则称为泛发性湿疹。有时候其他皮肤病或疾病受到刺激也可以转变为湿疹,如过度搔抓可以使原有皮肤病出现湿疹样变化,或由于药物刺激、物理的刺激出现湿疹样损害。这时,除了治疗原有的疾病外,同时也要治疗湿疹症状。

16. 中医是如何辨证治疗湿疹瘙痒的

中医学认为,湿疹病因是以内因为主,不外湿、热、风三者。湿偏盛则渗出、糜烂;热盛者则弥漫潮红;风偏盛者则瘙痒难忍。急性期当以祛邪为主,后期则要以调理脾胃为主,健脾利湿是治疗湿疹的根本大法。

如果患者的皮疹红肿、糜烂、渗出,瘙痒剧烈,伴有身热、心烦口渴,大便干,小便黄,属于湿热内蕴证,治以清热利湿止痒法,方用龙胆泻肝汤化裁;皮疹以丘疹、丘疱疹、水疱密集成片,渗出明显,伴有食欲差,身疲乏力,腹胀便溏或大便不成形,属于脾虚湿盛证,治以健脾除湿止痒法,方用除湿胃苓汤化裁;慢性湿疹,病程日久,皮肤肥厚、粗糙,鳞屑痂皮多,色暗、阵发性瘙痒。属于血虚风燥证,治以养血润肤,祛风止痒法,方用当归饮子化裁。

湿疹患者的症状十分复杂,临床上往往诸因相间,诸证交杂,治疗上不可拘泥于某一型。临床中也有一些中成药可以治疗湿疹的瘙痒,如湿毒清胶囊、皮肤病血毒丸、当归苦参丸、二妙丸、四妙丸、龙胆泻肝丸、加味逍遥丸、肤痒颗粒、消风止痒颗粒等,均有一定的止痒效果,需要根据患者的情况选用。

17. 怎样护理才能缓解湿疹的瘙痒

瘙痒是湿疹患者的主要症状,而不正确的护理方式、患者的精神状态和身体情况也对瘙痒有着很大的影响,防治湿疹瘙痒要从以下几个方面进行。

(1)查找诱因:尽可能地寻找诱因(过敏原),如工作环境中的粉尘、有害化学物质,居室中的装修气味、花粉,饮食中的海鲜、坚果等,减少诱因后才能使瘙痒症状得到控制。一般来说,湿疹发病后患者处在较为敏感的状态,许多原本无害的因素也会加重症状。为了避免瘙痒和症状的加重,患者还应避免到环境复杂、污染较重,以及阴暗潮湿、花粉类植物较多的场所,饮食应当保持清淡,避免摄入可能致敏和刺激性食物,如牛羊肉、鱼虾蟹,以及辛辣和有刺激性气味的瓜果蔬菜,如葱蒜、韭菜、香菜、蘑菇、野菜等。

(2)避免各种外界刺激:如热水烫洗,过度搔抓、频繁清洗及接触可能过敏的物质,如动物皮毛、合成纤维、染料等。少接触化学成分复杂特别是人工合成的用品,如肥皂、洗衣粉、洗涤精、香水、化妆品等。过度的日晒、风吹也有较强的刺激作用,应注意避免并做好防护工作。

(3)稳定情绪:湿疹病情的轻重与患者精神情绪的关系密切,保持良好的心情,保持稳定的情绪对湿疹瘙痒有缓解作用。另外,作息不规律,睡眠不足或质量不佳,过度劳累都会加重湿疹的瘙痒。治疗上还应注意误用、滥用药物不但会加重病情,也影响医生以后的治疗,因此一定要在专业医师指导下用药,切忌乱用药。

18. 女性面部反复出现红斑瘙痒应如何护理

有些女性总为面部反复出现红斑、瘙痒而烦恼,引起女性面部的这些症状的疾病包括脂溢性皮炎、过敏性皮炎、月经疹、化妆品皮炎、日光性皮炎等皮肤病。皮肤出现红斑说明皮下的毛细血管扩张充血,长期处于这种状态不但会加重皮肤的敏感性,还会降低皮肤的屏障功能,使皮肤易于受到各种外界刺激,除了积极地治疗皮肤病外,日常的皮肤护理也是十分关键的,我们需要注意以下几方面的问题。

(1)面部清理:我们每天在外奔波,面部是接触各种物质最多的部位之一,每天回家后皮肤上都沉积了大量的灰尘和杂质,而且皮肤自身也在进行新陈代谢,不断地往皮肤表面分泌一些代谢产物及易于黏着杂质的油脂,因此一定要做好早晚的面部清洁工作,以减少这些杂质对皮肤的刺激。此时皮肤的敏感性增高,还要选择柔和的面部清洁用品,以避免强效清洁剂对皮肤的刺激。

(2)面部防护:做好面部的防护工作,以避免外界物质对皮肤的刺激,从而有效地减轻红斑、瘙痒的症状。皮肤在失去水分的情况下,其屏障功能会大大减低,因此面部防护一定要做好保湿的工作。另外,针对不同情况选择合适的防护方法,如外界污染较重时需要戴面纱或口罩,阳光强烈时要戴草帽或抹防晒霜,必须化妆时可先涂好隔离霜等。通常情况下,凡士林和硅霜较为安全柔和,是比较理想的面部防护剂。

(3)合理使用化妆品:化妆品内含有的香料等成分容易对皮肤产生刺激,而且不正规的化妆品中可能含有重金属或激素,长期应用对皮肤损伤较大,因此当皮肤出现红斑、瘙痒等症状时,应尽量避免使用化妆品。如果必须化妆,可以选择颜色浅、香味淡等比较柔和的化妆品,或选用专门设计的药物性化妆品以防止症状加重。

(4)调整饮食和情绪:许多辛辣及油腻食物有扩张血管、诱发过敏的作用,因此在饮食方面要以清淡为主,少吃肉食、甜食和油炸食品,葱、姜及韭菜等辛热的蔬菜也应尽量少吃。当情绪波动或焦虑抑郁时,面部的红斑瘙痒也会加重,保持平稳良好的心态也有十分重要的意义。

19. 中药湿敷是否可以缓解湿疹瘙痒

中药湿敷是用外敷中药的煎煮液或新鲜药材的汁液来治疗疾病的方法。因为药物能直接接触并作用于皮肤,相对于内服药物见效更快,其消炎、止痒的作用都比较明显,既可抑制湿疹的炎症反应,又可以改善湿疹的瘙痒症状,是临床中常用的治疗方法。常用的止痒中药包括：花椒、冰片、蛇床子、地肤子、苦参、白鲜皮、荆芥穗、徐长卿、蒜瓣等。这些药物也有一定的刺激性，用量不宜过大。花椒、冰片的用量一般在 3～6 克，其他药物用量不超过 30 克。

中药湿敷虽然有效，但也需要注意下面几个问题。

(1)药物的选择：许多人习惯上把中药称为"草药"，是因为中药材中植物药占了很大的比例，认为中药大都属于天然药物，安全性高。但是，植物的种子、花粉等蛋白质含量较高的部位，以及含有芳香类和挥发油成分的部位，也能引起过敏，如果出现过敏，反而会加重湿疹和瘙痒。因此，对这类成分过敏者应避免使用此类药物。此外，瘙痒只是湿疹的症状之一，单纯的止痒治疗也无法使疾病痊愈，还是要配合口服清热利湿等其他药物一同进行治疗。

(2)药液温度的控制：许多人认为在湿敷时药液的温度越高止痒效果越好，但实际上高温烫洗会加重皮肤的损伤，会产生并释放出更多的有害物质，在数小时后反而加重瘙痒及炎症症状，因此药液的温度一定要控制在室温上下，不可过高。当用药面积较大时，药液温度过低容易引起受寒感冒，因此湿敷时药液的温度以适中为宜。

20. 经常锻炼身体就不会得湿疹了吗

湿疹是一种过敏性疾病，属于免疫功能异常所引起的疾病。一般认为锻炼可以提高体质，增强免疫力，临床中也确实有患者锻炼后湿疹症状好转，甚至是痊愈的事例，经常锻炼真的对防治湿疹有效吗？这就首先要了解湿疹与免疫力之间的关系。

看病时医生会告诉患者"湿疹是免疫系统出了问题"。许多人就认为湿疹患者免疫功能差,就是体质虚弱容易感冒,这种认识是不正确的。我们通常所说的免疫力仅仅是指身体识别和清除病菌,对抗感染的能力,这种能力实际上只是免疫功能的一个方面。湿疹患者免疫功能的主要问题并不是这种识别病菌等外来物质的能力的下降,恰恰相反,湿疹的发生恰恰是这种能力过强所导致的。生活中我们体内存在许多外来物质,对我们有害的只是其中的一部分,正常情况下免疫系统会识别并清除对我们有害的物质,如果这种反应过度,对原本无害的物质也进行大规模的清除,如同"风声鹤唳,草木皆兵",就会产生不必要的伤害,出现过敏症状。因此,应该说湿疹是由于患者的免疫功能紊乱引起的。免疫功能正常与否与体质好坏有关,适当的锻炼可以调节免疫功能,使之达到平衡状态,对湿疹有一定的治疗和预防作用。

但是,体质强壮与否只是湿疹的内在因素之一,其他的内在因素和外界环境因素也对湿疹有着重要的影响。在锻炼的过程中,无论是在室内还是室外,都有可能接触到更多的过敏原,有可能加重湿疹。另外,如果湿疹患者过度锻炼也会使患者劳累,使得湿疹更为严重,因此平时一定要根据自身的情况适度锻炼,才会有助于湿疹的预防和治疗。

21. 吃发物会加重瘙痒吗

患了湿疹,老年人和中医医生都会叮嘱我们"忌口",要忌吃发物，认为吃了发物会加重病情。实际上适当的忌吃发物是有其科学道理的。

通常我们所说的发物主要指羊肉、牛肉、狗肉等温燥的肉类，鱼、虾、蟹及牡蛎等贝壳类水产品，辣椒、姜、蒜、韭菜等辛燥的蔬菜，和鸡蛋、牛奶、蘑菇及发酵类食物等。这些食物都是比较常见的过敏原。异体蛋白是最常见的过敏原，在生物学分类上与人类差别越大的生物蛋白越容易引起过敏反应，因此牛羊肉、鱼虾蟹、蘑菇及蛋奶产品因其含有较多的蛋白质而容易引起过敏反应。奶酪、酸奶、腐乳发酵类食物等在制作过程中需要真菌的作用来发酵，因此也会因残留的真菌及其代谢产物或分泌物质引起过敏。植物的种子也因含有蛋白成分可能导致过敏，如坚果等，麦麸和米糠中也有一定量的蛋白，可导致过敏。辛燥的蔬菜和调味品中所含有的香料成分也容易引起过敏，并且这类食物及牛羊肉中还含有一些能加重过敏反应的化学物质，如果食用虽然不能直接导致过敏，但会加重过敏反应，这些食物因此也在忌口的范围之内。此外，新鲜的木耳、黄花菜、灰菜、小白菜、油菜、田螺等食物中还含有一些加重我们对光线的敏感度的成分，食用过多后会导致外出日晒后出现过敏及瘙痒症状。这样就可以看出，为了缓解湿疹瘙痒的症状，忌口还是很有必要的。

当然，多数人只对某一种或某几种食物过敏，其他食物不会引起过敏反应，因此也不必忌吃所有的发物，尽量在明确过敏原后有针对性、选择性的忌口才是正确的做法。

22. 湿疹患者瘙痒时吃什么食物为宜

湿疹患者瘙痒时要忌口,那么有没有能够帮助止痒的食物呢?维生素 C 是一种非特异性的抗过敏药,因此可以多吃一些富含维生素 C 的食物,如菠菜、豆角、苦瓜、柑橘、柠檬、土豆等。钙离子也具有止痒作用,但是含钙较高的食物以肉类为主,但这些肉类可能加重过敏症状,因此不适合多吃。但蔬菜中花椰菜、甘蓝、白菜的钙含量比较高,可以适当多吃。

从中医角度分析,湿疹的瘙痒主要是由于湿热引起的,因此多吃些清热利湿解毒的食物有助于缓解湿疹的瘙痒,但是这类食物大都比较苦寒,容易腹痛腹泻的人不适合多吃。常见的清热利湿食物包括:苦瓜、穿心莲、鱼腥草、马齿苋、蒲公英、野菊花、绿豆等。薏苡仁、山药、莲子肉等具有健脾利湿的作用,也可以适当多吃。莲子心清降心火,菊花疏肝清热,对于湿疹伴有心烦易怒、情绪急躁、口舌生疮的患者可以用莲子心、菊花泡茶饮用。另外,冬瓜皮也具有很好的利湿作用,煮水饮用也有祛湿止痒的作用。

另外,根据研究显示,皮肤瘙痒与锰元素有着一定的关系,体内缺锰也会引起瘙痒。如果平时饮食以细粮、精加工食品和奶制品为主,锰的摄入量就会不足,也容易引起皮肤瘙痒,所以多吃含锰的食物对缓解瘙痒是有很大帮助的。含锰比较丰富的食物,包括粗粮、豆类、核桃、葵花子、芝麻和茶叶等,可以适当多吃一些。

饮食调养对湿疹的瘙痒只有一定的辅助治疗作用,但不能完全替代药物,当湿疹的症状较重时还应以药物治疗为主。

23. 为什么情绪不好时也会加重湿疹的瘙痒

很多湿疹患者可能发现湿疹的瘙痒还与情绪有关,当愤怒、抑郁、焦躁等情绪不好的时候瘙痒就可能加重。在临床中也发现,进行神经麻醉后大多数人就不会感觉到瘙痒了。神经纤维是感觉到瘙痒的先决条件。当情绪波动时,神经系统兴奋性增强,更易于受到各种刺激的影响,原本不应该引起反应的刺激也会引起神经向大脑传递出瘙痒的信号,并且这种影响会持续相当长的时间,即使情绪恢复平稳,神经纤维的敏感性提高仍会持续数小时甚至数天。

另外,神经-内分泌-免疫系统是一个复杂的网络系统,三者之间可以相互影响,情绪波动除了直接影响神经系统的功能与稳定外,还会引起免疫系统功能紊乱,直接加重过敏反应,进而加剧瘙痒。情绪激动时还会引起内分泌的变化,体内会分泌一些物质促进过敏反应,甚至能直接引起瘙痒。

情绪不好会通过很多途径加重湿疹及瘙痒。因此,保持情绪平稳,维持良好的心态对缓解湿疹及瘙痒也有很重要的意义。

24. 全身都是"虫咬包"痒得很,是虫子咬的吗

春、夏、秋季常常有小孩子全身起"包",像蚊子咬的一样,有时小"包"的顶端还有一个小水疱,伴有明显的瘙痒,

孩子常常会把皮肤抓破。这种病叫"丘疹性荨麻疹",或者叫"荨麻疹性苔藓、婴儿苔藓",是婴幼儿及儿童常见的过敏性皮肤病,但成年人也可患此病。往往同一家庭中几人同时发病。本病实际上就是虫咬症。本病的皮疹常发生于躯干和四肢伸侧,可散在或成片出现的绿豆至花生粒大小的红色风团样皮疹,顶端常有小水疱,有的发生后不久便成为半球形大水疱,其中含有较为透明的液体。较轻时经过1～2周这些"包"就会消退,但会留下色素加深的印痕;症状较重时这些"包"反复发作,可持续较长的时间。

丘疹性荨麻疹的皮疹通常是在虫子叮咬一两处后引起较重的过敏反应,进而全身都会出现皮疹。随着叮咬次数的增加,这种过敏反应会逐渐减退,因此一般在7岁以后这种病就会比较少见。但是当我们体质长期处在敏感状态,或被其他的虫子叮咬后仍有可能发病,因此家中有宠物、花草、毛毯,环境潮湿,以及外出旅游时容易患此病。

本病的治疗很简单,口服抗过敏药物如氯雷他定、仙特明等可以有效缓解症状,也可以配合清热利湿解毒的中药治疗;外用药可以选择炉甘石洗剂或薄荷脑霜,症状较重时也可以用糖皮质激素类药膏。治疗中需注意不要抓破皮肤,以免继发感染,增加治疗难度。

25. 口周皮炎是因为瘙痒舔出来的吗

有些孩子的嘴唇周围一圈皮肤发红、起小疙瘩、脱皮、瘙痒,有时还有脓疱,孩子常常用舌头去舔,有些家长就认为这是舔出来的毛病,并因此训斥孩子。这种病叫"口周皮炎"，俗称"嘴边疮"，是多种因素引起的过敏性皮肤病，与舌舔没有直接的关系。其实本病常见于年轻女性，其特征是在皮疹与嘴唇之间围绕约0.5厘米宽的正常皮肤，常常周期性发作，伴有瘙痒和烧灼感觉。

这种病的诱因目前没有研究清楚，日光、饮酒、避孕药物、化妆品、口香糖、冷热温度刺激等许多因素都会导致发病，近年来认为接触含氟的药物和牙膏也容易诱发本病，有些患者的皮肤中检查出了蠕形螨，因此认为螨虫寄生也可能是本病的诱因之一。

治疗方面，要避免接触各种可疑诱发因素，禁用激素类药物，可口服四环素，外用硅霜、凡士林、维生素E乳膏等护肤药物进行治疗。中医学将本病称为"口吻疮""肥疮"，认为本病与脾胃相关，多由胃肠积热引起的，常应用清利胃肠的方药，如泻黄散或芩连平胃散进行治疗。另外，有个小验方治疗本病也有挺好的效果：去皮核桃仁1～2个，香油100～150克(2～3两)，用文火煎炸，待核桃仁焦黄后过滤存油，放凉后每天外涂1～2次即可。

26. 春秋季儿童手掌起小水疱、瘙痒是怎么回事

有些小孩一到春秋季节，手掌、足底就会对称性的出现米粒大小的水疱，水疱透明，不易破裂，强行挤压后破裂，干涸后起皮，露出下面的嫩肉，可以感觉到疼痛。在疾病的过程中可以有不同程度的瘙痒及烧灼感。这种病称为汗疱疹，又称为汗疱症、出汗不良性湿疹，是一种手掌、足跖部的

水疱性疾病。本病多发生于春末、夏初、冬天,可以自愈。多见于青少年和儿童。许多患者还伴有手足多汗的症状,因此以前认为汗疱疹是由于汗水排出不通畅,郁积在皮下导致的。现在我们认为,这是一种湿疹样的皮肤病,多见于患者对镍、铬等金属过敏,而精神因素也可能是导致本病的重要病因之一。

对于症状较轻者,可以外用炉甘石洗剂等药物以止痒、减少渗出,当水疱干涸、起皮明显时,可以使用水杨酸软膏、尿素软膏等药物或弱效激素类药膏。患者症状较重时,短期小剂量口服激素可以很快地起到明显效果。如果患者较为焦虑、紧张,可以适当服用镇静药物,也有比较理想的效果。另外,适当的补充 B 族维生素也可以起到辅助治疗的作用。

中医采用口服健脾清热利湿类汤药,或配合清热燥湿止痒药物外洗具有很好的疗效,常用的外洗药物包括苍术、苦参、黄柏、菊花、马齿苋、白矾等。

27. 面部皮疹外用糖皮质激素类药膏有效,为何一停药就红肿瘙痒

糖皮质激素类药膏(如氟轻松)在皮肤科应用十分泛滥,因为它疗效好,见效快,价格便宜,很受大家的欢迎。但有人长期在面部应用激素类药膏,用药时原来的皮肤病会很快得到控制,一旦停药原治疗部位就会发生鲜红色斑片,表面光滑,皮纹消失,有时可见毛细血管扩张、红色小丘疹,皮肤干燥脱屑,自觉刺痛、瘙痒,而且激素的效果越来越差,

有时需要加大用量或换用更强的激素,同时红斑的症状加重,严重的患者还会出现皮肤变薄、颜色变深或变浅、出现红血丝、脓疱,皮肤灼热或肿胀感等症状。这样的病症是由于滥用或误用激素类药膏所引起的,叫"激素依赖性皮炎",也有人称之为红色皮肤综合征。本病属于长期外用糖皮质激素后发生的一种不良反应。

(1)预防:人体会阴部和颜面部的皮肤最为敏感,外用激素类药物时一定要注意选择效果相对较弱的激素,并严格控制药量。一般来说,面部应用激素每天使用不应该超过 1 次,连续使用不应该超过 3 天,用量过大或时间过长就有引起激素依赖性皮炎的危险。

(2)治疗:激素依赖性皮炎十分难治,患者一定要坚持进行治疗。原则上患有本病患者应当停用一切外用激素类药物,但对于症状较重的患者来说,停药后许多症状都会加重,有些患者会不自主地再次使用激素类药膏。在这种情况下,我们可以在配合抗炎、抗过敏治疗的同时逐步降低激素用量,如换用更弱的激素,或将激素兑入凡士林、硅霜等温和护肤的药膏中使用,如果症状较为稳定,每 3～5 天适当减少激素的用量,最终就可以完全撤掉激素药膏的使用。当然,中医清热凉血利湿解毒类汤剂可以有效地减轻患者的红斑,缓解面部的不适感觉,有效地帮助患者撤减激素。

七、神经功能障碍性皮肤病瘙痒

1. 全身皮肤瘙痒时无皮疹是怎么回事

瘙痒是皮肤特有的感觉,这种感觉令患者产生搔抓欲望,炎症、干燥、潜在的系统性疾病都可有瘙痒,通常表现为抓痕、糜烂、结痂和肥厚等继发的皮肤损害,或者根本没有皮肤损害。无原发性的皮肤损害而以瘙痒为主的皮肤病,称之为瘙痒症。

(1)病因:全身性瘙痒症可开始为全身性的,或最初局限于一处,继而扩展至全身,瘙痒常为阵发性,尤以夜间为重。食入辛辣刺激性食物后、情绪变化、穿脱衣物、被褥温暖及搔抓摩擦,甚至某些暗示,都可诱发瘙痒或加重。过度清洗皮肤或烫洗皮肤、用碱性皂清洗、接触各种化学物品,也可诱发或加重瘙痒。老年人因皮肤萎缩、皮脂腺及汗腺分泌功能减退引起皮肤干燥瘙痒,易泛发全身,称之为老年瘙痒症。冬季瘙痒症与夏季瘙痒症患者对气温的变化很敏感,冬季瘙痒症常为寒冷诱发,多发生于秋末及冬季气温急剧变化的情况下,每当由寒冷的室外骤入温暖的室内,或在夜间解衣卧床时,便开始瘙痒。夏季瘙痒症常发作于夏日炎热之时,皮肤汗液增多时,会使瘙痒增剧。

在系统性疾病中糖尿病、肝病、肾衰竭、甲状腺功能减退与亢进、红细胞生成性疾病、淋巴瘤、内脏恶性肿瘤、寄生虫等,都会造成皮肤瘙痒。糖尿病被认为是瘙痒症的一个常见病因。

(2)治疗:瘙痒的发生防不胜防。缓解瘙痒的最好方式就是找出引发瘙痒的具体原因,对于皮肤病引起的瘙痒,采用外用糖皮质激素药膏及润肤霜的治疗、抗组胺药及中医中药的治疗;对于系统性疾病引起的皮肤病,采用针对系统性疾病的治疗方法。

2. 为什么一到秋冬季小腿就痒得掉皮

一到秋冬季,很多人会出现皮肤瘙痒,尤其双小腿胫前皮肤干燥,可见细小鳞屑,可形成皮肤皲裂,在洗澡后症状更为明显,女性和老年人多见。冬季气候寒冷、干燥,小腿部皮肤薄而血供下降,皮肤脂质成分发生改变、保湿功能受损,更易导致鳞屑形成。出现这种现象应避免频繁热水洗浴,勿用碱性肥皂,建议使用适当温度的浴水洗澡,沐浴频率可以限制在每周1~2次,并使用含有润肤成分的洗浴剂洗澡;洗澡时不要用力擦、搓皮肤,因为这样会使已经变薄的表皮产生更多的剥脱;建议沐浴后3分钟内使用保湿乳膏或软膏,且最好每天使用。

3. 外阴干痒、月经不规律与更年期有关系吗

外阴瘙痒可以是原发的或继发的。可能的病因很多,包括不良的个人卫生习惯,如清洗的刺激、如厕习惯、饮食

因素、外阴渗出物及精神性疾病等。继发的外阴瘙痒是指由某种明确地病因引起的外阴瘙痒，如白带异常、阴道滴虫病、阴道真菌病、淋病、萎缩性外阴阴道炎等，以及外阴部的皮肤病（如特应性皮炎、硬化性苔藓、扁平苔藓、银屑病、接触性皮炎等）及恶性肿瘤（如乳房外佩吉特病、鳞状细胞癌、宫颈癌）。很多绝经期前后妇女由于内分泌、性激素水平低下及围产期自主神经功能紊乱等原因，也会出现外阴瘙痒，瘙痒部位主要在大阴唇和小阴唇，常常外阴与肛周均痒，同时伴有多汗、情绪不稳定及失眠等症状。

对于外阴瘙痒，通常有效的方法是坐浴、湿敷、温水清洁，并建议使用无香味的卫生纸、低敏的卫生巾。同时，应注意局部要吸干水分，避免摩擦及使用碱性清洁剂清洗。通常外用温和的糖皮质激素乳膏或软膏可以有效地控制症状，但是随着疾病严重程度的增加，需要选择外用糖皮质激素的强度也要增加。很多患者喜欢使用中药外洗治疗外阴瘙痒，也是安全有效的方法。

出现外阴瘙痒持续不缓解的情况应进行皮肤科、妇科检查，找到病因以便进行有针对性的治疗。

4. 外阴瘙痒如何护理

如果患上了外阴瘙痒，在日常护理中应该注意以下问题。

（1）避免过度搔抓：搔抓是缓解瘙痒的有效方式，但外阴皮损较薄，若搔抓过度，容易导致局部皮肤破溃，诱发感染。

（2）避免热水烫洗：热水烫洗可以短时间缓解瘙痒感觉，

但高温刺激,更容易加重局部炎症反应,对病情发展极为不利。

(3)及时就医,不乱用药物:引起外阴瘙痒的原因众多,表现也不尽相同,对于患者来说,仅靠自己的生活常识,并不能对疾病做出明确诊断。若乱用药物,只能延误或加重病情。因此,若出现外阴瘙痒症状,应及时到医院就诊。

(4)合理使用卫生护垫,勤换内裤:白带是女性的正常分泌物,在排卵期可增多。许多年轻女性,为了避免这些分泌物弄脏内裤,选择天天使用卫生护垫,这其实是不正确的。因为护垫本身并不透气,若分泌物黏着在上,会更加潮湿,反而很容易出现阴道炎症。所以,建议大家勤换内裤,少用卫生护垫。

(5)不可频繁使用清洁产品盥洗阴道:有些女性,总觉得私处不够清洁,每天使用清洁产品清洗外阴,甚至进行阴道盥洗。这是不必要的,因为阴道本身呈弱酸环境,具有自净能力。频繁使用清洁产品只能破坏局部酸碱平衡,甚至损伤局部皮肤黏膜。因此,平时多用清水冲洗,清洁产品不能天天使用。

(6)尽可能小便后不用纸巾擦拭:大部分女性都有小便后使用纸巾擦拭外阴的习惯。很多公共场合的厕所都会提供纸巾,但是这类纸巾通常质量较差、细菌滋生,如小便后用这种纸巾擦拭,反而会给细菌提供滋生的机会。此外,许多女性会自带面巾纸,但即便是面巾纸,只要开封后,也都很容易沾染细菌。其实,小便后不用纸巾擦拭也是可以的,不过别忘了一定要勤换洗内裤,保持私处健康干净。

5. 蚊虫叮咬后总是瘙痒并形成硬结怎么办

蚊虫叮咬后总是瘙痒,搔抓后成了小硬结,这是什么呢?这是因为虫咬后反复搔抓造成的结节性痒疹。结节性痒疹是一种慢性的皮肤病,可长期不愈。其特征表现为坚硬、圆形的丘疹或结节,好发于四肢,尤以小腿伸侧为显著,结节中央有鳞屑和结痂,红色、棕色或皮肤色,顶端角化明显,表面粗糙,散在孤立,触之有坚实感,可有数个或数十个。由于搔抓剧烈,常常是发生表皮剥脱、出血,周围皮肤出现色素沉着或增厚,呈苔藓样。

(1)病因:结节性痒疹的发生除蚊虫叮咬外,也可见于臭虫或其他虫类叮咬后,与胃肠功能紊乱及内分泌障碍也有一定关系。任何引起瘙痒的原因都可以成为造成结节性痒疹的原因,如干燥症,特应性皮炎,系统性疾病(如甲状腺功能亢进、肝肾功能不全、淋巴瘤和铁缺乏),情绪上的应激反应和心理疾病也是常见的致病原因。

(2)防治措施:预防此病主要是排除引起瘙痒的原因,避免搔抓刺激而成为结节性痒疹。首先预防蚊虫叮咬;其次如被蚊虫叮咬,一定要避免反复搔抓形成结节,可外用止痒药水;无论在什么情况下,有皮肤瘙痒症状时,应及时用药以避免搔抓而形成肥厚结节等皮损。瘙痒是很难控制时,可以选择口服抗组胺药、抗焦虑药或抗抑郁药,并与外用治疗皮肤病的药物共同进行治疗。

6. 患结节性痒疹十余年，剧烈瘙痒怎么办

结节性痒疹病程慢性，可达数年甚至十数年，极少数重症患者可迁延数十年不愈。本病的瘙痒十分剧烈，但通常限于损害局部。当患者紧张时，常可发生剧烈瘙痒，只有抓破皮肤瘙痒才能缓解，常致出血、结痂、形成瘢痕。结节性痒疹属于神经精神障碍性皮肤病，不良的情绪如焦虑、愤怒、紧张可以加重瘙痒，患者反复搔抓会使皮损难以消退，皮损肥厚瘙痒更剧，形成恶性循环。

该病的治疗十分困难。通常外用含有麻醉药类的止痒药和保湿剂有助于减轻瘙痒，强效和超强效的糖皮质激素使用封包方法既可促进药物渗透，又可以防止搔抓。如果皮损数量少，还可以通过皮损内注射糖皮质激素进行治疗。口服抗组胺药联合镇静安眠药，严重时可口服沙利度胺、环孢素，有时还需采用冷冻、激光等物理疗法。中医学认为，本病属于湿邪风毒凝聚、气血凝滞而成结节，治宜除湿解毒、搜风止痒，代表方为全虫方和乌蛇祛风汤。考虑到本病与精神情绪的相关性，配合重镇安神止痒法进行治疗，临床上有明显的止痒效果。

7. 一到春天脸就痒，眼皮上总有红斑，可以擦激素类药膏吗

春季植物萌发，花粉、植物分泌物等都容易造成机体过敏反应。皮肤接触到这些物质之后会产生瘙痒感觉，反复

搔抓后可形成苔藓化斑片,发生在眼睑处,可诊断为神经性皮炎。神经性皮炎是由于过度搔抓而引起的一种皮肤病。其临床特征以色素沉着、苔藓样变和皮革样斑块为特征,通常斑块边界清楚。由于其发生主要源自于习惯性地搔抓和过度摩擦,故应注意避免这些行为的发生。治疗最重要的是打破瘙痒-搔抓的恶性循环。对于面部的神经性皮炎可首选中药成分药膏以避免药物成分导致的色素沉着,同时应注意调整饮食,避免食用辛辣刺激的食物,使皮损瘙痒加重、面积增大。如皮损难以消退,可选择中弱效糖皮质激素药膏外用,但应注意使用时间,避免过度外用糖皮质激素产生的皮肤萎缩、局部毛细血管扩张等不良反应。

8. 中药如何辨证洗浴治疗外阴瘙痒

外阴瘙痒原因复杂,中药外洗具有方便、安全起效快的优势,中医辨证主要以湿热下注,血虚风燥、虫淫瘙痒为主。

外阴皮肤鲜红灼热,瘙痒抓后出现糜烂渗出,甚至黄水淋漓者为湿热下注,外洗以清热除湿止痒为法,常用豨莶草、苦参、黄柏、侧柏叶、地肤子、马齿苋、蛇床子、白矾等药物;病程持久,瘙痒入夜尤甚,搔抓剧烈,外阴皮肤肥厚、干燥、脱屑为主,甚至有皲裂,糜烂渗出少见者为血虚风燥,外洗以养血润燥止痒为法,常用红花、当归、白及、桃仁、荆芥、防风等药物;外阴皮肤瘙痒剧烈,气味不佳,可见黄、白渗出者为虫淫瘙痒,外洗以驱虫止痒为法,常用百部、花椒、苦参、蛇床子、苍耳子等药物。

9. 为什么擦激素药膏仍然不能缓解瘙痒

有时候身上痒得很严重,明明抹了激素药膏,为什么还不解痒呢?

首先,糖皮质激素并不能直接止痒,而是通过抗炎、抑制免疫、收缩血管等作用来间接止痒的。如在过敏、感染等免疫反应,皮肤损伤等炎症状态下,会产生一些能引起瘙痒的物质,同时血管也会发生一些变化,如通透性升高,变得更容易让其他物质穿过,其中就包括了免疫细胞、病原微生物,以及他们分泌的瘙痒介质等,这些物质刺激皮肤组织就会引起或加重瘙痒。这时使用糖皮质激素,抑制了炎症和免疫反应,减少了瘙痒介质的产生,并且降低了血管的通透性,避免了瘙痒介质作用于皮肤而缓解了瘙痒。因此,对于免疫和炎症引起的瘙痒,糖皮质激素通常具有很好的疗效。而其他因素引起的瘙痒,如神经性瘙痒、内分泌性瘙痒等,糖皮质激素就不一定会有很好的效果了。因此,在针对瘙痒选择药物时,首先应明确是否为糖皮质激素类制剂的适应证。

其次,皮肤厚度、激素的剂型都会影响皮肤对激素的吸收、利用,皮疹的严重程度、不同的身体部位,不同剂型的激素都会影响激素的止痒效果,其中涉及的问题比较复杂,需要医生指导进行选择。

此外,有时候使用激素会有"耐药性",也会影响激素的止痒效果。总之,激素并不是瘙痒的万能药,最好在医生或药剂师的指导下使用。

10. 为什么神经性皮炎晚上瘙痒更严重

神经性皮炎是一种神经和精神-心理性因素所导致的皮肤病,由于大脑功能和皮肤感觉神经的异常,许多轻微刺激就会引起皮肤剧烈而持续的瘙痒,这使得患者常常用搔抓、摩擦、烫洗等错误的方法过度刺激皮肤来止痒,皮肤长期受到这些过度刺激就会产生变厚、纹理和颜色加深等表现。因此,可以说瘙痒是导致神经性皮炎最主要的因素。

很多神经性皮炎的患者往往会觉得晚上皮肤瘙痒的更严重,这主要有以下几方面的原因:首先,白天时大脑主要处理眼睛、耳朵传递来的光线、声音信息,忽略了大部分皮肤传来的感觉信息,夜晚时声、光信息大量减少,大脑接受的主要信息是来自皮肤的感觉信息,就更容易发出"指令"让我们感觉到瘙痒;同样,白天时我们的注意力会分散在各种各样的事情上,降低了自身对皮肤感觉的关注,而夜晚休息时我们的注意力则会集中在自己身上,也更容易感到瘙痒。此外,人体每天自身也在分泌一种叫"皮质醇"的激素,它具有较强的止痒作用,在夜里皮质醇产生的最少,使得机体对瘙痒的抑制能力降到最低,令我们感到瘙痒加重。

11. 为什么情绪急躁时会觉得全身瘙痒

瘙痒和情绪有很大相关性。现代医学研究表明,人体的神经、免疫和内分泌系统并不是相互孤立的,而是一个可以相互影响的复杂的网络。在急躁、焦虑、紧张、愤怒、恐惧等情绪剧烈波动的情况下,机体的神经、免疫、内分泌系统都产生了相应的变化,这些变化使得我们的身体更为敏感,更容易对各种细微的变化产生反应,以便及时发现、处理各种情况,提高我们应对危险的能力。但是,这时我们的神经感知、传导的能力,以及瘙痒介质的分泌也会大大地增强,因此当情绪紧张、焦虑、急躁时,瘙痒的感觉会越发明显。

中医学认为,体内的气血躁动会加重瘙痒。《黄帝内经》中就提出,健康人体内的气血运行虽有升有降、有急有缓,但有遵循其各自的规律,总体上处于平衡的状态,一旦破坏了这种平衡,就会出现各种不适症状。而情志因素对体内气血的运行有较大的影响,所谓"怒则气上、喜则气缓、思则气结、悲则气消、恐则气下",情绪的波动会直接导致气血运行失衡,不良的情志是机体各种疾病的内在因素。其中情绪急躁属于心肝火旺,可伤及肺、脾等脏腑的阴气,脏腑阴阳失调,就会导致体内的气血运行不通畅;同时,因为"阳主动,阴主静",阳气相对旺盛和阴气的相对不足会使停滞的气血躁动,即是"怒则气上",这样就产生了瘙痒的感觉。情绪越急躁,心肝火热邪气就会越严重,瘙痒也会越重。因此,我们平时一定要学会控制自己的情绪,必要时可以运用中医的理论和方法进行调理。

12. 总觉得身上瘙痒似有小虫爬,是不是患了寄生虫病

有些患者有一些顽固性的意念,经常怀疑外界卫生条件差,容易染上各种疾病,有时接触了"不卫生"的物品后,就会感到皮肤上有虫子爬行样的瘙痒感觉,认为皮肤中感

染了寄生虫,严重时有些患者会从皮肤上刮除碎片送去检查,并坚信里面有寄生虫存在。实际上,寄生虫对环境的要求往往十分苛刻,许多寄生虫离开人或动、植物等宿主后并不能存活很长时间,以当前的卫生条件,除了在野外接触植物、流浪动物等情况外,城镇日常生活中感染寄生虫的概率微乎其微,但是这些患者一直坚信自己感染了寄生虫,辗转于各家医院,一定要寻求到支持自己感染了寄生虫的证据,这种情况称为"寄生虫(病)妄想症",属于"疑病症"的一种。这类疾病以中老年女性多见,女性患者是男性患者的2倍。有报道认为,这样的患者常伴有精神分裂症、抑郁症、焦虑性疾病和强迫症,也可能有各种器质性病因,如某些药物的滥用、痴呆症、恶性肿瘤、脑血管疾病、多发性硬化和维生素B_{12}缺乏症等。上述疾病产生的皮肤瘙痒,也可导致寄生虫妄想症。

怀疑自己感染了寄生虫首先应积极就医,以排除真实的感染(如疥疮和其他寄生虫)或器质性病因。应尽可能地在家属的配合下正确认识自己的疾病,相信医院的诊断结果,必要时可在心理、精神科进一步就诊。中医中药在调节患者情志方面有其优势,患者也可进行中医调理。

13. 湿疹与神经性皮炎的瘙痒有什么区别

湿疹顾名思义,是一种具有渗出(出水)倾向、伴有皮疹的过敏性皮肤病,容易反复发作。湿疹在不同的时期有不同的表现,在慢性期,湿疹会出现皮肤变厚,皮肤纹理变粗,呈皮革状的表现,称为皮肤苔藓化,这种变化与长期的摩擦、搔抓有关。神经性皮炎则是因为局部的瘙痒或摩擦等机械性刺激,人为反复搔抓、摩擦、烫洗等刺激后,引起皮肤苔藓化改变,是一种精神-心理因素引起的皮肤病。

慢性湿疹的炎症会减轻,因此渗出不是很明显,而皮肤的主要病变——苔藓化是由于反复搔抓引起的,这种变化与神经性皮炎的机制类似,因此其表现也十分类似,甚至把两种病的皮肤放在显微镜下观察,也没有明显的区别。此外,有些神经性皮炎患者的皮肤因为搔抓过度,不但破坏了皮肤的完整性,使得过敏原更容易接触到机体,也使机体自身产生了炎症-免疫反应,导致继发性湿疹,使得有时很难区分神经性皮炎和慢性湿疹。

但从整个病程上看,神经性皮炎在早期通常没有任何皮肤变化,仅以皮肤较剧烈的瘙痒为表现,中后期才逐渐出现皮肤苔藓化,通常好发于易受摩擦的部位,如颈项部、腰腹部、肘部,常戴眼镜者还会出现在鼻梁、耳上等部位;湿疹在早期大都具有丘疹水疱、渗液流水的现象,发病前有接触特殊物质、食物、蚊虫叮咬等特殊因素,急性期和亚急性期湿疹的皮肤病理与神经性皮炎有较为明显的区别。在治疗上,湿疹需要配合抗过敏治疗;神经性皮炎则主要以止痒、增加神经-精神稳定性为治疗方法。

14. 为什么吃海鲜后原来瘙痒的地方会更严重

自古"山珍海味"都是美食之最,这里我们暂不数"山珍",且论"海味"。唐代山西才子耿湋《送友人游江南》诗云:"潮声偏惧初来客,海味惟甘久住人",就赞叹了海鲜之肥美甘甜。然而,这些美味在古代只有江南这些临靠海边的人们才得以享受。如今,随着物质生活的丰富,海鲜已经成为大众餐桌上了美食了。

(1)中医学说:海鲜的营养价值不言而喻,富含蛋白质及钙、铁等多种微量元素。但品尝海鲜时也需要烹饪得当,适量食用,否则也会给身体带来负面影响,甚至诱发疾病。中医学认为,海鲜是"发物"的一种,虽富于营养,也容易诱发某些疾病(尤其是旧病宿疾)或加重已发疾病。某些有宿疾的患者,并不适合长期食用海鲜。久患皮肤瘙痒的患者,食用海鲜后便可出现瘙痒加重的现象。

(2)海鲜含有大量异体蛋白:除了中医的"发物"理论,现代医学研究表明,海鲜含有大量异体蛋白。那么,什么是异体蛋白呢?所谓异体蛋白,其实就是非人体组成的外源蛋白,如肉、蛋、奶类、植物蛋白等,都属于异体蛋白。正常人体有一套保护性免疫反应系统,当这些异体蛋白进入人体后,会被人体的免疫系统识别,产生免疫反应。正常的情况下,这是机体保护自身不受侵害的反应。但是有过敏体质的人,会对某种物质产生过度的免疫反应,释放出如组胺、白三烯等生物活性物质,使皮肤毛细血管扩张,局部皮肤组织水肿,出现红斑瘙痒等症状。这时候你可能要问,为什么海鲜更容易诱发机体免疫反应呢?我们每天食用猪肉,也没有见到很多过敏的情况啊。

(3)海鲜含有组胺:除了含有异体蛋白之外,海鲜本身就含组胺,若吃海鲜的时候,再酌以小酒,组胺和酒精都可引起皮肤毛细血管扩张、血流加速,使原有的皮肤病病情加重,瘙痒加重。

(4)环境污染加重:由于环境污染加重,一些重金属物质可能伴随海鲜进入人体,产生复杂的化学反应,对人体造成危害,也可能加重皮肤瘙痒。因此,若患有皮肤瘙痒类疾病,食用海鲜还应慎重。

15. 为什么有时皮肤瘙痒擦护肤霜能缓解

皮肤覆盖人体表面,是人体的天然屏障。它具有保护、感觉、调节体温、分泌与排泄、免疫等功能。若外界环境中的机械、物理、化学等刺激,接触到人体皮肤,引起皮肤局部屏障功能损伤,便会引起皮肤瘙痒、疼痛等感觉。

皮肤的物理屏障,由皮脂膜、角质层角蛋白、砖墙结构、黏多糖类等共同构成。其中皮脂膜分布于角质层之上,是由皮脂、汗液和表皮细胞分泌物乳化而形成的半透明乳状薄膜,皮脂膜中的游离脂肪酸、乳酸盐、尿素和尿酸为天然的保湿因子对皮肤起保湿作用。若因皮肤护理不当,使皮脂膜减少,局部皮肤便产生瘙痒,这个时候我们使用护肤霜,因其主要成分为保湿剂(如单硬脂酸甘油、橄榄油、羊毛脂、甘油等),可以暂时补充皮脂膜的减少,修复局部皮肤屏障,缓解皮肤瘙痒。

然而,因系统性疾病、精神因素或皮肤过敏等引起的瘙痒,不仅仅是皮脂膜分泌减少,还涉及皮肤局部免疫、代谢功能的紊乱,因此外用护肤霜对此类瘙痒的缓解并不理想。因此,若你的皮肤发生瘙痒,外用护肤霜并未明显缓解,请尽快就医,明确瘙痒的病因,对症治疗,以免延误病情。

16. 很好的皮肤怎么忽然间就起了这么多疹子

皮肤作为人体的最大器官,其病变也相对容易被我们肉眼所察觉,若不经意之间,发现自己突然患了皮肤病,人们常常会感到困惑:"我从前没有任何皮肤的问题,怎么突然间长了这么多皮疹呢?"

"人食五谷,得百病",皮肤作为最大的靶器官,暴露在外,自然患病的概率也最多。皮肤病的突然出现,与机体的免疫状态有关,往往是在过度劳累、长期紧张压力下出现的,常为急性发病过程。因此,从未患过皮肤病的人也可以突然患病。而且,不仅是皮肤病本身,其他系统疾病也会累及皮肤,如糖尿病、肾病、肝病、癌症等。

此外,皮肤疾病各个年龄段都可以发生,既可以是先天遗传所致,也可以是生活不慎所得,所以当皮肤突然间长了东西时,不应过分担忧,但需要足够重视。这个时候,最好不要随意外用或口服药物,应及时到医院就诊,明确疾病原因,避免误诊或贻误病情。

17. 为什么能止痒的大蒜和花椒有时用过会更痒

大蒜和花椒,是我们厨房必备的调料,而且它们还具有丰富的药用价值。许多中医典籍都记载,大蒜和花椒具有杀虫止痒,解毒疗癣之功。目前,养生保健的刊物中,也常常有此二者外用治疗皮肤病简便易廉的小偏方。如果使用得当,对于瘙痒类的皮肤病具有一定疗效。

但是,就如同人们生活中如果有炎症,常自行口服阿莫西林或头孢类抗炎药一样,如果的确是细菌感染,且是对此类药物敏感的菌种,疗效确切。反之,如果是病毒感染,或耐药菌种,想必取效就颇难了,甚至有患者会对此类药物过敏,产生较严重的药物过敏反应,但我们能因此说这些药不具有抗感染、抗炎的作用么?大蒜、花椒的外用也是一样,如果是其适应证,那么它们止痒的效果也会较为明显,但如果用错了,不但不能止痒,还会给皮肤带来刺激和伤害。

大蒜和花椒均有杀虫解毒,疗癣止痒的作用。首先明白一个概念,这里的"癣"和西医概念中的"癣"并不完全一致,前者包含了后者中的一部分疾病,如白癣、角化型手足癣等。中医的"癣"多指病程较久,皮损顽固、肥厚,渗出不明显的一类皮肤病,如在古籍《医宗金鉴》中描述的"牛皮癣,状如牛领之皮,厚而且坚"。因此,如果是新发皮损,颜色鲜红,或渗出较为明显,再使用大蒜、花椒外用止痒,只能是加重瘙痒及皮损,而毫无治疗作用。而且,若单用此二者外用,刺激作用较为明显,因此在中医典籍中多与其他药物配伍应用,或使用香油、猪脂等调和使用。此外,对于周身泛发,或长期不愈的皮肤病,一定要及时到医院就诊,不要随意使用外用药物治疗。

18. 中医如何治疗瘙痒症

瘙痒症好发于老年人及青壮年,多发于冬季,少数也有夏季发作者。最初瘙痒仅局限于一处,进而扩展至身体大部或全身。瘙痒时发时止,多夜间为甚。某些瘙痒仅发生于身体某一部位,如肛门、阴囊、女阴等处。

引起瘙痒的原因众多,究其本源,内因多与气血相关,外因常与风邪关联。凡禀赋不耐,气血虚弱、卫外失固、气滞血瘀、血热内蕴等病因,其他如外界的风、寒、暑、湿侵袭,或食入辛辣炙煿、腥发动风之品,以及皮肤与纤维、羽绒等衣物接触、摩擦,均可诱发皮肤瘙痒。其中内因是发病基础为本,外因是发病条件为标,外因通过内因起作用。

青壮年人,多血气方刚,故血热内蕴者居多,受到外邪的侵袭,则易血热生风,因而致痒;年老体弱者,或久病体虚者,多气血亏虚,风邪易乘虚而入。

(1)血热生风证:多见于青壮年人,好发于夏季,皮肤瘙痒鲜红,触之灼热,抓破处呈条索状抓痕,遇热则痒剧,遇凉则痒缓,每遇心绪烦躁或食入辛辣后加重,伴心烦口渴。治宜凉血清热,消风止痒,方用止痒消风汤化裁。

(2)血虚生风证:多见于老年人或体弱之人,好发于秋冬季节,夏季多减轻或自愈。皮肤干燥瘙痒,遍布抓痕,夜间加重,久则皮肤肥厚粗糙,病程迁延数月或数年,瘙痒每随劳累而加剧,伴有神情倦怠,面色㿠白,昼不精,夜不寐,常心悸失眠,食欲不振。治宜养血消风,润燥止痒法,方用养血润肤饮化裁。

（3）湿热下注证：多见于肛周、女阴、阴囊等部位，定处不移，属于阴痒，瘙痒为阵发性，夜间为甚，摩擦、出汗、潮湿等均可成为诱因，瘙痒多突然发作，引起剧烈搔抓，妇女常伴有带下发黄、腥臭。治宜清热利湿，祛风止痒，方用龙胆泻肝汤化裁。

本病内外兼治，疗效更好。外治方法根据皮肤变化随症调整处方，还有不同剂型的应用也是中医外治法的特色。

19. 为何安神中药可以治疗神经性皮炎的瘙痒

神经性皮炎是一种慢性常见的皮肤神经功能障碍性皮肤病。因本病与精神情志有关，在生活节奏日益加快的今天，其发病率明显提高，瘙痒症状也变得更加显著。约有50％的患者出现顽固性瘙痒，其特征为剧烈瘙痒，常规抗组胺药、镇静药治疗无效，持续时间长，患者常自毁肌肤以止痒，情绪烦躁，寐不能安，皮肤出现增生、肥厚及苔藓样改变，严重影响患者的生活质量。

中医学认为，神经性皮炎的发病以内因为主，主要由于心绪烦扰，风邪侵扰，以致营血失和，经脉失疏，日久风邪化热蕴伏肌腠。主要分为血热生风证、血虚风燥证，久则为风邪蕴育证。

血热生风证多发于颈、肘、膝及尾骶，皮疹初起为红色丘疹，迅速融合为红色斑片，大小不等，高出皮肤，表面纹理粗疏，或有少量细薄鳞屑，睡眠不佳，可见抓痕、血痂。自觉剧痒。治宜凉血清热止痒，方用消风散化裁。

　　血虚生风证久病皮损不消退，日渐加重，以致局部皮损增厚粗糙，淡褐色，表面干燥覆有鳞屑，瘙痒剧烈，夜间尤甚。治宜养血润燥，息风止痒，方用养血润肤饮化裁。

　　风邪蕴郁证皮损浸润肥厚，状如牛领之皮，剧烈瘙痒，数年久治不愈。多伴有夜不能寐，紧张焦虑时瘙痒明显加重。治宜搜风清热，安神止痒。方用重镇止痒汤化裁。安神药物多有镇静安眠作用，可改善中枢神经系统功能。临床上重镇安神法常用于神志不安、心神烦乱及惊悸不宁等"心系疾病"的治疗，而这些正是神经性皮炎的发病因素，故可以用于治疗此类疾病。

八、其他皮肤病瘙痒

1. 颜面红斑、瘙痒会是红斑狼疮吗

红斑狼疮（LE）是一种自身免疫性结缔组织病，多见于15～40岁女性。红斑狼疮的临床表现多样，可分为盘状红斑狼疮（DLE）、亚急性皮肤型红斑狼疮（SCLE）、系统性红斑狼疮（SLE）、深在性红斑狼疮（LEP）、新生儿红斑狼疮（NLE）及药物性红斑狼疮（DIL）等亚型。其中盘状红斑狼疮、亚急性皮肤型红斑狼疮主要侵袭皮肤。

盘状红斑狼疮皮肤损害初起时为一片或数片鲜红色斑，如绿豆至黄豆大，表面有黏着性鳞屑，以后逐渐扩大，呈圆形或不规则形，边缘色素明显加深，略高于中心。中央色淡，可萎缩、低洼，整个皮损呈盘状（故名盘状红斑狼疮）。损害主要分布于日光照射部位，如面部、耳轮及头皮，少数可累及上胸、手背、前臂、口唇及口腔黏膜也可受累。多数患者皮损无自觉症状，但很难完全消退。新损害可逐渐增多或多年不变，损害疏散对称分布，也可互相融合成片，面中部的损害可融合成蝶形。盘状皮损在日光暴晒或劳累后加重。头皮上的损害可引起永久性脱发。陈旧性损害偶尔可发展成皮肤鳞状细胞癌。

亚急性皮肤型红斑狼疮的皮肤损害有两种，一种是环

状红斑型,为单个或多个散在的红斑,呈环状、半环状或多环状,暗红色边缘稍水肿隆起,外缘有红晕,中心部消退后留有色素沉着和毛细血管扩张,好发于面部及躯干;另一种是丘疹鳞屑型,初起为红色丘疹,逐渐扩大成大小不等形状不规则的斑丘疹,上覆菲薄鳞屑,呈银屑病样皮损表现类似银屑病,主要分布于躯干上肢和面部。两种皮损多数病例单独存在,少数可同时存在。皮损常反复发作,绝大多数患者均有内脏损害,但严重者很少,主要症状为关节痛、肌肉痛、反复低热,少数有肾炎、血液系统改变。

红斑狼疮患者颜面虽可见红斑,但多无明显自觉症状,若自觉瘙痒明显,则红斑狼疮的可能性不大,再接受相关免疫指标检查后即可排除该病。

2. 老年人皮肤上出水疱伴瘙痒是什么问题

老年人皮肤上散发小水疱,不疼痛伴瘙痒,首先应考虑是大疱性类天疱疮。大疱性类天疱疮是一种自身免疫性大疱病,好发于老年人。

大疱性类天疱疮多发生在 60 岁以上的老年人,儿童也可以发病,开始通常为瘙痒和四肢的非特异性皮疹——荨麻疹样或湿疹样,瘙痒可持续几天到几年,一直到水疱出现前,可持续几周到几个月不等。水疱出现在红斑或正常的皮肤上,以紧张性大疱为特征,好发于胸腹、腋下、腹股沟、四肢屈侧多,一周内可泛发全身,水疱自樱桃大至核桃大,最大直径可达 7 厘米,呈半球状,疱壁紧张,疱液澄清,不宜破溃,多无黏膜损害。皮疹成批出现或此起彼伏。15%~30%的患者皮损可局限分布,以躯体、下肢最为常见。

大疱性类天疱疮是慢性、自限性过程,病程数月到数年不等,平均3~6年,大多数患者治疗后可完全缓解。预后的参考指标是患者年龄、有无系统性疾病、低白蛋白、是否使用大剂量糖皮质激素。

治疗目的是用最小剂量的药物抑制病情活动。类天疱疮患者多为老年人,对药物的不良反应敏感,局限性大疱性类天疱疮仅外用糖皮质激素乳剂就可达到治疗目的。对于泛发型严重性病例则要系统治疗,根据病情选用糖皮质激素、免疫抑制药、抗生素、氨苯砜等治疗。

3. 天疱疮瘙痒吗,应该怎么办

天疱疮是一组慢性、复发性、严重的大疱性皮肤病。目前认为是一种自身免疫性疾病。发病年龄差别很大,平均发病年龄为50~60岁,男女发病率相近。

天疱疮分为4型:寻常型、增殖型、落叶型、红斑型。寻常型天疱疮是天疱疮中最常见的一型,患者多为中年人,很少累及儿童。50%以上患者先是口腔黏膜发生水疱和糜烂,多发生在皮损之前,也可能是唯一的表现。多数患者的舌、颊、上腭黏膜同时受累,表现为界限清楚的不规则形糜烂,逐渐向四周扩展。先有感觉过敏、灼痛、口干、吞咽不便症状,后在易擦伤部位出现黄豆至核桃大的水疱,疱壁薄而松弛,易破成糜烂面,难愈合,影响咀嚼、吞咽。此外,鼻、咽喉、眼结膜、肛门、尿道、外阴等黏膜也可受累。

大疱可以发生于全身任何部位,但以头、面、颈、胸背、腋下、腹股沟等处比较多见,伴有瘙痒。在外观正常的皮肤上,可突然发生自豌豆至蚕豆大水疱,有时会更大,水疱呈圆形或不规则形,疱壁多薄而松弛易破,形成红色湿润糜烂面,结黄褐色痂,很少有自愈倾向。

天疱疮患者应注意口腔卫生,治疗牙周疾病。口腔糜烂者可用2％硼酸溶液或1％过氧化氢溶液每3～4小时漱口1次。疼痛明显者可在进食前用1％普鲁卡因液含漱。皮损较少时,糜烂面外用锌氧油、2％甲紫锌氧油。红斑损害处可外用糖皮质激素霜。皮损广泛时,注意避免细菌感染,在患者一般情况较好时,可外用1∶10 000高锰酸钾溶液,或用中药金银花、地榆、苦参、白鲜皮、柿蒂等煎液药浴或湿敷。外用抗生素、抗真菌制剂。糖皮质激素是目前治疗天疱疮的最有效药物,应及时治疗、足量控制、正确减量、继续最小维持量。要在专科医师指导下使用。

4. 手脚大批脓疱伴瘙痒与假牙有关吗

老周最近手掌、脚掌出现红斑、脓疱,脱屑伴有瘙痒,反复发作,医生认为与他装的假牙有关。真是如此吗? 这是什么病? 这是一种慢性复发性疾病,称为掌跖脓疱病,又名慢性掌跖脓疱型银屑病,仅局限于掌跖,在红斑基础上周期性地出现无菌性小脓疱,伴角化、鳞屑。本病慢性,对治疗反应差。实验室检查脓疱液细菌培养为阴性。部分患者在其他部位有银屑病的皮损,或有个人或家族银屑病史,或在将来发展为寻常型银屑病。

本病通常无明显促发因素。有人认为本病是对汞、铜、锡等金属元素过敏，这些元素主要通过含金属的食品或是金属牙料（假牙）而吸收入血液。金属过敏学说有下列现象得到证实：①金属斑贴试验阳性，去除金属牙料，病变可显著改善或痊愈。②金属斑贴试验也可产生脓疱。

治疗上，应去除感染病灶，装有金属牙料及用汞、银填充剂者应做金属斑贴试验，阳性者应去除金属牙料及填充物。口服药物可选用四环素、阿维 A、秋水仙碱、雷公藤等。局部治疗可用各种糖皮质激素药膏，以密闭包扎疗法最好。久用后疗效降低，可加用焦油类或维 A 酸软膏或他卡西醇软膏。PUVA 治疗对多数患者有效。中医学认为，本病的发作期多为毒热偏盛证，治宜清热解毒，凉血清营，方用清瘟败毒饮化裁；静止期为湿热蕴结证，治宜清化湿热，方用二妙丸化裁；病久多为余毒未清证，治宜益气养阴，清热解毒，方用五味消毒饮加四物汤化裁。

九、内科疾病瘙痒

1. 糖尿病患者为何会出现皮肤瘙痒

糖尿病是指由于体内胰岛素分泌不足或胰岛素抵抗而引起糖代谢紊乱的一种代谢异常综合征。我国的糖尿病患者为 3 000 万左右,比澳大利亚全国的人口还多。预计我国糖尿病的患病率将以每年 0.1％ 的速度增加,并有低龄化趋势。长期的糖代谢紊乱,会导致身体各组织器官的损伤及衰竭,如视网膜、肾脏、神经、心脑血管等,进而带来一系列并发症,其中皮肤瘙痒症也是糖尿病常见的慢性并发症之一,严重影响患者生活质量。

那么,为什么糖尿病会引起皮肤的瘙痒呢?主要有以下几方面的原因。

(1)皮肤组织长期血糖增高,皮肤组织中微血管受到损伤,继而导致循环障碍,刺激神经末梢,引起功能紊乱而诱发瘙痒;或因皮肤中血糖增高,局部细胞长期处于慢性脱水状态,出汗减少,皮肤过度干燥而瘙痒。

(2)某些糖尿病患者,表现为身体某一局部(多位于生殖器及肛门周围)长期顽固的瘙痒,多因尿糖刺激、真菌感染所致。尤其是中老年女性,如出现顽固不愈的外阴及阴道瘙痒,可能是糖尿病的首发症状,应足够重视。

（3）糖尿病患者皮肤对外界刺激极为敏感，如冷热变化、衣服摩擦、接触化纤皮毛织物、饮酒食辣等，均可诱发或加重皮肤瘙痒。

以上为糖尿病引起皮肤瘙痒的常见原因。如果您是糖尿病患者且伴有皮肤瘙痒，请监测血糖，并到相关科室积极治疗；如果您皮肤长期瘙痒难忍，可到医院检查是否患有糖尿病，然后请医生对症治疗。

2. 糖尿病患者皮肤瘙痒如何护理

糖尿病导致皮肤瘙痒的主要原因在于长期的高血糖状态引起的皮肤组织代谢及神经功能失调，因此控制血糖是糖尿病患者预防和护理的关键。在生活中，患者应根据个人的身高、体重、活动量及病情来制订饮食、运动计划，定期监测血糖，同时应用降糖药物，将血糖水平控制在较为正常范围。

如若出现皮肤瘙痒，甚至可见丘疹、脓疱、红斑等皮损，应避免过度搔抓，保持皮肤清洁，及时到相关科室就诊，以免延误病情。

在日常生活中，还应该注意以下几个方面的护理：

（1）洗澡不要过勤，一般每周 1 次为宜。因为糖尿病患者皮脂分泌减少，本身皮肤容易干燥，如过勤洗澡，可导致皮肤缺乏皮脂的滋润与保护，变得更加敏感，出现瘙痒、脱屑等症状。其次，水温要适宜，控制在 37℃～40℃，烫洗皮肤可能会暂时压制瘙痒症状，但作为一种不良刺激，可能加重局部炎症反应。同时，洗浴时不能使劲揉搓，尽量选用温和浴液,或者清水冲洗,洗浴结束后可擦涂少量护肤霜或润肤油。

(2)贴身衣物尽量选择纯棉制品,避免化纤、皮毛的刺激,内衣应勤洗勤换,清洗会阴的毛巾和盆应单独分开,毛巾经常日晒消毒。

(3)皮损处不能搔抓,如搔抓过度可能形成皮肤破溃,非常容易继发细菌或真菌感染。

(4)尽量保持心情愉悦,这对缓解瘙痒尤为重要。瘙痒作为一种自觉症状,它的发作轻重与人的精神、情绪密切相关,不良情绪可能引起血糖升高,同时加重瘙痒症状。

(5)出现皮肤瘙痒问题,应及时咨询医师,不要随意自行使用药物,以免加重病情。

3. 甲状腺疾病会引起皮肤瘙痒吗

在介绍甲状腺疾病和皮肤瘙痒的关系之前,有必要向大家普及一下甲状腺相关的小知识。甲状腺是对我们非常重要的一个腺体组织,形状如蝶,分左右两叶,中间以峡部相连。位于颈前,如果说得具体些,大概在我们平常所说"喉结"下方2~3厘米处,可随吞咽上下移动。正常情况下,甲状腺既不能触及,也不能看到它的轮廓外形。

甲状腺的主要功能是分泌甲状腺激素,而甲状腺激素可参与机体各项功能:①促进新陈代谢,参与糖及脂肪利用及蛋白质合成。②促进生长发育,对长骨、脑和生殖器官的发育生长至关重要,尤其是婴儿期,此时缺乏甲状腺激素则会患呆小症。③提高中枢神经系统的兴奋性。此外,对循环系统、消化系统等均有影响。

甲状腺疾病与皮肤疾病及皮肤瘙痒又有何关系呢？

（1）甲状腺功能亢进（甲亢）产生的高代谢状态，可导致机体产热过多，散热功能加强，引起皮肤血管扩张，皮肤血循环增加，使面、颈、腋下、手掌等处皮肤潮红多汗。此外，甲亢还可导致皮肤代谢功能失调，少数患者可出现泛发性瘙痒症或顽固性荨麻疹，大多对抗组胺药不敏感，部分患者经抗甲状腺药物治疗后缓解。

（2）还有一种较为特殊的皮肤疾病，与甲状腺功能相关，即胫骨前黏液性水肿。此病大多发生于自身免疫性甲状腺疾病，机制尚不清楚，与局部抗体产生及免疫紊乱相关。多表现为小腿至足背，出现红斑、结节、胫前弥漫水肿，进一步发展为象皮腿、肿瘤样包块、疣样斑块，最后皮肤硬化，常常伴有皮肤瘙痒。但是，该病并不随着甲状腺功能异常的纠正而缓解。

（3）据报道1%～7%甲亢病例可出现白癜风的皮肤改变，患者除局部色素脱失外，无瘙痒等其他异常感觉。

（4）甲状腺功能减退，多引起皮肤附属器的改变，如毛发细软、弥漫性脱发或者斑秃；指甲出现纵横纹理，或呈凹形等。这些改变一般也不会有皮肤瘙痒等异常感觉。

（5）治疗甲状腺功能亢进的药物如丙硫氧嘧啶和甲巯咪唑，部分患者可出现皮肤过敏反应，出现皮损及瘙痒，应在医生指导下调整药物。

4. 甲状腺疾病患者皮肤瘙痒如何护理

甲状腺疾病的皮肤护理与疾病本身的护理密切相关，病情若得到有效控制，瘙痒常常也随之缓解。

（1）合理饮食：甲状腺疾病种类繁多，单从饮食上说，不同的甲状腺疾病选择的食疗也不尽相同。若甲状腺功能减退，可食用含碘丰富的食物，如海带、紫菜、虾米、海蜇、淡菜等，这些食物含碘丰富，且具有软坚散结的功效。但是，若患者本身为过敏体质，尤其对海产品过敏者，食用时要适当注意，若皮肤瘙痒或皮疹加重，应暂停食用并及时到医院就诊。若是甲状腺功能亢进患者，这些富含碘的食物就应避免食用，以免加重病情。此外，少食辛辣刺激食物，少饮酒，以免加重皮损。

（2）调整好情绪：甲状腺疾病往往影响到患者的情绪，或急躁易怒，或忧郁淡漠。保持情绪舒畅、平静，尽量控负面情绪，对于甲状腺患者的皮肤护理大有助益。我们都知道，人体是一个高度精密的统一体，当情绪出现急躁、激动、焦虑和抑郁等波动时，就可以通过神经-内分泌-免疫系统，调节皮肤毛细血管的舒张及收缩使肌肤变得潮红或苍白，诱发局部免疫反应，引起瘙痒或皮损的发生；甚至可影响到毛发等皮肤附属器的改变。大家可能都听过"伍子胥一夜白头"的故事，可能有些夸张，但也并非凭空杜撰。因此，保持心情愉悦，对于皮肤护理至关重要。

（3）避免搔抓等刺激：若甲状腺疾病患者出现了皮肤瘙痒的问题，正确的皮肤护理也很关键。与所有的瘙痒性疾病一样,我们都要尽量避免搔抓,避免热水烫洗,贴身穿着纯棉质衣物,适当使用保湿产品以保持皮肤湿润。

(4)禁乱用药物:还需要注意的是,目前治疗皮肤瘙痒的外用药物品种繁多,暂不主张患者自行去药店购买外用。因为甲状腺疾病等系统疾病引起的皮肤瘙痒,仅靠外用药物是不能有效控制症状的。而且,若选择不合适的外用药物,常常会加重病情,如在临床中常遇到皮肤瘙痒的患者外用达克宁等抗真菌药物,病情非但没有缓解,局部还出现皮肤刺激症状。

5. 肝胆疾病为什么会引起皮肤瘙痒

瘙痒几乎可以见于所有种类的肝胆疾病,尤其是常见于慢性胆汁淤积性肝病。瘙痒症状往往是该类患者的常见主诉。有文献报道,高达69%的原发性胆汁性肝硬化患者都伴发瘙痒,其中75%的患者在疾病诊断之前即有。妊娠期肝内胆汁淤积症的患者也常有皮肤瘙痒症状,但其瘙痒多局限于手掌和脚掌。胆汁淤积性肝病的瘙痒一旦出现,搔抓并不能成为有效的缓解方式,一般不能自行缓解,严重影响患者生活质量。在某些国家,难以忍受的瘙痒已成为肝移植手术的适应证。但也不必过分恐慌,积极有效的治疗,多数情况下还是可以有效缓解瘙痒的。那么,慢性胆汁淤积性肝病是如何引起瘙痒的呢?下面我们来做简单介绍。

总的来说,该类疾病的皮肤瘙痒机制尚不清楚,与某些产物在血液或皮肤组织中异常代谢相关。这些代谢产物,我们也可以称为致痒原,主要有以下几种:胆盐、组胺、内源性阿片类物质、黄体酮代谢产物和溶血磷脂酸。

（1）胆盐：1967年人们首次认识到胆汁淤积可能是患者发生瘙痒的原因之一。经体外胆管引流清除体内胆汁可快速、显著地缓解瘙痒，成为这一观点的有力证据。胆汁中包含胆盐、胆红素等许多成分，瘙痒可先于黄疸出现，因此胆红素并非唯一致痒原，而胆盐则可能为致痒的首要因素。

（2）组胺：组胺作为变态反应的主要介质，被视为胆汁淤积性肝病继发皮肤瘙痒的潜在致痒原。既往研究发现，伴瘙痒患者的血浆组胺浓度会更高，但患者并无组胺诱发的典型皮损，如红斑、荨麻疹等，且抗组胺药物多数情况下并不能很好的改善胆汁淤积性瘙痒。

（3）阿片类物质：有学者认为，胆汁淤积患者中阿片类神经递质的增加介导了瘙痒发生，但阿片类物质是否参与胆汁淤积性瘙痒的发病机制仍存在争议，需要进一步研究。

以上为慢性胆汁淤积性肝病伴发皮肤瘙痒的西医病机分析及主要致痒原介绍。

中医又是如何看待此类疾病的瘙痒呢？中医学认为，胆汁淤积属于"黄疸"范畴，湿、热、瘀、毒为本病主要病机。胆汁淤积性肝病继发皮肤瘙痒，多由湿热蕴于肌肤，疏泄不利，缠绵日久，浸淫血脉，血热生风而发。然而，由于患者体质、居处环境及病情变化，病机也不尽一致。若患者瘙痒多见于暴露部位，遇寒甚，得温缓，伴乏力、恶风、汗出、关节疼痛等兼夹症状，舌淡苔薄白，脉浮等，多为外感风寒挟湿；而若患者皮肤瘙痒伴胸胁苦满，心烦，纳差，腹痛，便溏，舌淡红，舌苔薄，脉弦细等，多为肝脾失调；此外，也有肝胆疏泄失常,脾失健运,湿热内生,蕴结胆道,熏蒸肌肤,肌肤失养而致瘙痒者。

6. 肝胆疾病的皮肤瘙痒如何护理

肝胆疾病,尤其是胆汁淤积性肝病,最容易引起皮肤瘙痒。什么是胆汁淤积性肝病呢?概括地说,它是一组疾病群,这类疾病可引起胆汁形成和排泌障碍,并导致肝细胞损伤。常见的肝内胆汁淤积病包括原发性胆汁性肝硬化、原发性硬化性胆管炎、妊娠期胆汁淤积等。

皮肤瘙痒是胆汁淤积的主要临床表现之一,它可以发生在疾病早期,因此如果有原因不明的瘙痒患者,进行肝功能全面检查有时候还是必要的。胆汁淤积性肝病的皮肤瘙痒大多会随着原发疾病的改善而好转,甚至消失。如果对于各种治疗均产生耐受,肝移植可能是最终的选择,成功的移植可以立即缓解皮肤瘙痒。

在日常生活中我们应该如何进行护理以辅助治疗,帮助缓解皮肤瘙痒问题呢?

(1)饮食调养:同其他疾病一样,饮食调养对于疾病的康复依然重要。肝胆疾病的患者饮食可以多样化,但高脂、高热能饮食却不推荐。这里要着重指出的是饮酒,我们都知道著名的演员傅彪死于肝癌,却不知道他常年为了应酬而饮酒。酒的主要成分是酒精(乙醇),进入人体后,基本都在肝内分解。在酒精的长期刺激下,肝细胞可变性、坏死,长期饮酒可形成肝硬化、肝癌;而且研究已证实,饮酒可以加重皮肤瘙痒。因此,戒酒对于缓解肝病进程或皮肤瘙痒都是正确的选择。

（2）劳逸结合：不要剧烈运动，也不能过度安逸。在身体尚能耐受的情况下，进行有氧运动，对于缓解脂肪肝等疾病确有帮助，而且通过分散注意力也可缓解瘙痒。但运动也要力所能及，不能让自己太劳累，否则加重了肝病病情，对瘙痒也绝无益处。

（3）改变不良生活习惯：随着电子产品的深入生活，人们会花大量的时间在电脑、电视、手机上。一方面劳神，另一方面肝脏开窍于目，久视伤肝也有一定道理。

（4）其他：皮肤的局部护理仍然重要，且有多篇文献报道，中药冷湿敷可以缓解此类瘙痒，常用药物为：生地黄、地肤子、苦参、白鲜皮等，水煎后 15℃水温湿敷是最合适的。然而，这属于专业治疗，建议患者可以到中医皮肤科进一步诊治。

7. 肾病会引起皮肤瘙痒吗

中医学认为，肾为水脏，主人体五液，具有调节水液代谢的功能。因此，把它比喻为人体排水系统的发动泵也不无道理。一旦肾脏受损，水液代谢失衡，那么人体内环境受到严重影响，皮肤势必也受到牵连。

慢性肾病的患者，尤其是在进展期及晚期常伴发严重瘙痒。有学者统计，在接受透析治疗前的肾衰竭患者中13％～30％会出现皮肤瘙痒，而开始透析并进入维持透析阶段后，至少 50％的患者会出现皮肤瘙痒。临床表现为全身或局部不同程度的瘙痒，额部、项背部和前臂手掌部位是瘙痒好发部位。

关于慢性肾病相关性瘙痒的发病机制目前尚不明确，国内外学者对此做了较多研究，主要包含以下几个方面。

(1)皮肤干燥：长期透析的肾衰竭患者，由于皮脂腺、汗腺萎缩，角质层 pH 值升高，表皮中维生素 A 浓度升高等，可出现皮肤干燥。皮肤干燥程度与瘙痒的发生率及严重程度密切相关。

(2)免疫炎症：有学者认为，尿毒症瘙痒是一种系统性炎症反应，而非局部皮肤疾病。研究显示，有瘙痒症状的透析患者，其免疫系统中多种炎症因子的表达均明显高于无瘙痒症状的患者。研究还证实，户外紫外线(VVB)照射疗法对于缓解此类瘙痒具有全身效应，而户外紫外线照射本身可调节 T 细胞免疫，因此也间接证实了慢性肾病相关性瘙痒可能与免疫紊乱相关。

(3)阿片类物质：阿片类物质是一类中枢神经系统的神经递质，这类物质的变化可能涉及瘙痒发生的机制。有学者研究发现，在慢性肾病相关性瘙痒患者中，接受阿片受体阻滞药治疗的患者，其瘙痒在不同程度上都有所缓解。这就说明，阿片类物质在瘙痒发生中可能起了关键的作用。

(4)其他：有研究发现，若患者伴有甲状旁腺功能亢进，其瘙痒程度往往更加严重，而且当切除甲状旁腺后，瘙痒会缓解或消失。然而，这一观点在其后的研究中并未得以证实。此外，也有学者认为，增殖的肥大细胞释放组胺所致瘙痒在本病的发生过程中也不应忽视。而血清钙、磷水平的升高，与在皮肤中的沉积，似乎也在一定程度上诱发了瘙痒的发生。

8. 肾病引起的皮肤瘙痒如何护理

在系统疾病引起的瘙痒中，我们一直强调日常生活中对原发病的护理，因为原发病的发展进程直接影响了瘙痒的病情。慢性肾病相关性皮肤瘙痒患者在日常生活中，应该注意以下几方面。

(1)饮食护理：对于慢性肾病患者，日常生活中首先要注意饮食调理。有些食物是需要严格控制的，如食盐的摄入量。

①食盐摄入量。慢性肾病患者，病情较轻时，每天的食盐摄入量也最好控制在 5 克以下，低盐饮食有助于减少体内水钠潴留。特别是在水肿、尿少、高血压和透析超滤不足等情况下，要严格限制食盐量，严重的患者每日钠盐摄入量应控制在 1 克以下，甚至无盐饮食。有些食物中富含较多钠盐，如咸菜、泡菜、咸面包及油条、紫菜、油菜、菠菜、茴香、芹菜、金针菜、萝卜等，日常生活中需要注意其摄入量。

②水的摄入。慢性肾病患者若每天尿量在 1 000 毫升以上且无水肿者，可不限制饮水量；若出现少尿，则应限制饮水，每日液体入量为：不显性失水每天为 500～600 毫升，再加上前一天尿量的总和。

③蛋白质的摄入。低蛋白饮食可缓解肾功能损害的发展，但如果患者出现严重水肿，并伴有低蛋白血症，优质蛋白摄入应保持在 1 克/千克，且 60％为优质蛋白，鸡蛋、瘦肉、鲜牛奶等都属于优质蛋白。

④含磷高的食物。肾病患者常容易出现高磷血症,所以日常生活中可少吃含磷高的食物。同时,进食高纤维以保持大便通畅,同时也可以减低血磷含量。

⑤钾的摄入。高血钾时限制含钾高的食物的摄入,如香蕉、葡萄、西瓜等。

(2)生活起居护理:慢性肾病患者,应保证休息,根据患者身体情况安排工作及活动。每天睡眠保证在7~9小时,避免过度劳累。此外,要树立良好心态,正确对待疾病及治疗,这对于提高患者的生活质量极为关键。

(3)皮肤护理:慢性肾病患者,尤其是接受透析治疗后,皮肤极易干燥,因此要注意皮肤保湿,洗澡频率不可太多,少用香皂、肥皂等碱性较强的洗涤产品。同时,也要勤换衣物,保持皮肤清洁,水肿患者最好穿宽大柔软棉质衣物,切忌搔抓,患者抵抗力低下,若搔抓过度,可能引起局部皮肤感染。此外,如果皮肤出现持续严重瘙痒,要及时到医院就诊,不能乱用外用及口服药物。

9. 尿毒症患者皮肤大面积瘙痒用什么药好

尿毒症患者如果出现了大面积皮肤瘙痒,生活质量将会进一步下降。然而,由于患者的个体差异较大,因此目前对该病发病机制及治疗仍缺乏系统研究,临床中可根据患者瘙痒的轻重选择合适的治疗方案。

(1)局部外用治疗:尿毒症患者经过或未经透析,都可以出现皮肤干燥的现象。皮肤干燥无疑是瘙痒的重要诱因,而保湿剂可提高角质层的水合作用,对于缓解瘙痒具有改善作用。如瘙痒仍未见明显缓解,可给予辣椒素软膏、他克莫司等软膏外用,前者虽可减少瘙痒介质的释放而减轻瘙痒,但具有烧灼样疼痛感,且不同浓度辣椒素软膏适应证并不相同,所以要听从医嘱。后者作为一种新型的免疫抑制药,大面积长期应用,仍然需要谨慎。

(2)物理治疗:目前有许多研究证实,光疗法对于缓解此类瘙痒的有效性。特别是宽谱中波紫外线(UVB,波长280～315纳米)对尿毒症瘙痒的治疗有一定帮助。然而,长期使用是否会提高恶性皮肤肿瘤的风险,仍有争议。

(3)系统治疗:对于尚未进行透析的肾衰竭患者,血液透析联合血液灌流清除了某些致痒物质,常可有效缓解顽固性瘙痒。然而对于已经充分透析,仍然存在顽固性瘙痒的患者,系统治疗多从改变阿片类物质体系入手,多种受体的阻滞药或激动药都被临床应用,有些效果较为明显。此外,一些白三烯受体拮抗药(如孟鲁司特)和精神药物(如多塞平)等也被证实对缓解瘙痒具有帮助,但是这些药物神经毒性及其他不良反应方面仍然值得关注。此外研究表明,肾移植后大多患者的皮肤瘙痒常可消失。

(4)中医药治疗:相对于西医治疗,中医药改善此类瘙痒也有研究报道,较有特色。中医学认为,该病的瘙痒多由于患者体内湿毒蕴积,浸淫肌肤所致,与虚、瘀、毒关系密切。治疗方法多样,其中外用治疗研究较为丰富,如中药湿敷治疗、熏蒸、足浴及灌肠治疗等,而针灸治疗也被认为是行之有效的方法,且多有临床报道。

10. 瘙痒是肿瘤的信号吗

也许我们很难把瘙痒与肿瘤联系在一起,因为我们更愿意相信瘙痒只是皮肤的一时不适,而不愿意把它与"凶残"的肿瘤扯上关系。其实它也并不能算作肿瘤的朋友,而应该算是在肿瘤里的一个卧底,有些时候它会暗示人们:肿瘤来了,请注意!

瘙痒在不同的肿瘤中发病率并不同,它在实体瘤中的发病率一般比较低,多数小于 1%。但是,在某些血液肿瘤及淋巴瘤中发病率可以高达 50%~100%。目前,肿瘤引起瘙痒的原因尚不明确,可能与肿瘤细胞等引起的免疫反应相关。肿瘤的种类不同,瘙痒的症状及部位也不尽相同,主要分为以下几种。

(1)副肿瘤性皮肤病引起的瘙痒:副肿瘤性皮肤病,是指患者皮疹常与内脏恶性肿瘤病程相平行的一类皮肤病,常可根据皮肤病患者的皮损症状推测出体内可能存在着某些恶性肿瘤。这些皮肤病一般都具有特殊的皮损表现,如黑棘皮病、皮肌炎、坏死松解性游走性红斑、乳房外 Paget 病等。皮肤瘙痒可以在肿瘤未累及皮肤时发生,有些常早于肿瘤诊断数月甚至数年。瘙痒多在肿瘤切除后消失,复发也常意味着肿瘤的复发。

(2)肿瘤皮肤浸润相关瘙痒:瘙痒的发生也可以是肿瘤浸润到皮肤的首发症状。例如,慢性外阴瘙痒可能是外阴基底细胞癌或宫颈癌的表现;女性乳房局限瘙痒,可能提示了乳腺癌的皮内生长;此外,直肠癌、乙状结肠癌可伴肛周瘙痒。

(3)侵犯重要生命器官相关瘙痒:脑部肿瘤可引起瘙痒中枢功能失常而产生瘙痒;若有肿瘤侵犯肝脏,可以引起胆汁淤积性瘙痒;如果影响肾功能,还可以出现尿毒症性瘙痒。

(4)血液肿瘤相关瘙痒:瘙痒是血液肿瘤的常见症状,如见于白血病、多发性骨髓瘤等。这类疾病的患者常伴有严重的瘙痒,同时可以伴有烧灼感。这类瘙痒是广泛的,并不局限于某处,在治疗上仍强调病因治疗,随着原发病的好转,瘙痒可有不同程度的缓解。

(5)其他:抗肿瘤药物也会引起瘙痒,但多为自限性,不需要治疗。部分患者当放疗积累剂量达到 2 000～2 800 厘戈瑞(cGy)会出现皮肤干燥瘙痒,搔抓后还会有可能引起感染等问题,需要对症治疗。

11. 肿瘤患者皮肤瘙痒应如何护理

如前篇所述,皮肤瘙痒是很多肿瘤的皮肤表现之一。皮肤瘙痒可能并不是肿瘤患者要面临的首要问题,但瘙痒却可以严重影响患者的生活质量,严重的瘙痒甚至还可以让患者产生自杀的想法。

与其他系统疾病的皮肤护理一样,对原发病的控制可以直接影响皮肤瘙痒的进程。但是肿瘤患者又有其特殊的地方,因为许多抗肿瘤药物或者治疗方法可以直接导致皮肤瘙痒等问题,尤其是肿瘤患者放、化疗的皮肤损伤,是我们需要注意的问题。

研究提示,约 60% 恶性肿瘤患者在治疗的不同阶段都需要接受放射治疗,放射性皮肤损伤是主要的并发症之一。轻度的放射皮炎会出现皮肤红斑,伴有瘙痒等不适;重者可以出现皮肤脱屑、溃疡,有时患者甚至需要为此中断放疗,因此需要积极预防此类皮损及瘙痒的发生。

(1)放射治疗护理:临床研究证实,在放疗开始至结束,每天在照射前外用皮肤保护液或 3M 无痛保护膜对于预防放疗反应具有积极意义;放射治疗时,可充分暴露放射区皮肤,去除多余的敷料、纱布等,以免增加皮肤剂量,引起皮肤反应;若放射局部有伤口,一般应在伤口愈合后再进行放疗,或在医生指导下进行放疗。

(2)日常生活护理:日常生活中,放射区的皮肤可以用温水清洗,但不能用力擦拭,少用肥皂等碱性大的清洁剂;清洗频次不宜太勤,不能外贴胶布,或使用酒精等刺激性较强的药物;避免冷热刺激,尤其不能用热水袋等热敷,局部理疗或者冰敷也是不适合的。如果出现瘙痒,尽量不去搔抓,轻拍局部或在医生的指导下外用软膏。平时宜穿宽松、质地柔软的棉质衣物;盛夏外出时宜打遮阳伞,避免日光暴晒,颈部尽量避免日晒,减少汗出。

12. 贫血能引起皮肤瘙痒吗

贫血是指人体外周血红细胞容量减少,低于正常范围下限的一种常见的疾病。引起贫血的原因很多,因此临床表现也不尽相同。但大多存在头昏头痛、失眠多梦、记忆力减退、注意力不集中,活动后现气喘、心悸等临床表现。

(1)发病机制:贫血引起瘙痒的机制,并不像其他系统疾病那么复杂,多数学者认为是由于体内红细胞和血红蛋白减少,皮肤组织出现营养障碍所致。由于缺乏营养,皮肤干燥萎缩,极易发生瘙痒。

从中医角度看,贫血和瘙痒之间的关系也很容易理解。经云:诸实为痛,诸痒为虚。贫血患者,气血亏虚,血虚不能荣养肌肤,故发为皮肤瘙痒。这样的皮肤瘙痒,具有自身的特点,患者多有疲惫、乏力、头晕等症状,面色多苍白或萎黄,爪甲无华,皮肤干燥。治疗也多以健脾养血、润肤止痒为法。

(2)积极治疗原发病:据研究报道,缺铁性贫血患者中15％～20％可出现全身或局部性瘙痒,补铁和纠正贫血后,即可解除瘙痒。此外,慢性肝肾疾病、恶性肿瘤等也常伴有贫血,而他们引起的瘙痒与原发疾病的关系密切,因此可能虽然贫血得以纠正,但瘙痒缓解有限。

对于贫血引起的瘙痒,外用保湿止痒的软膏,可在一定程度上能缓解瘙痒症状,但并不能完全控制病情,有时候抗组胺药物治疗也常常缺乏效果,但如果结合患者症状,纠正贫血,往往能取得较好疗效。

13. 胃病会引起皮肤瘙痒吗

"病从口入"是老百姓的生活常识,在某种意义上说,瘙痒这种疾病也可以从口而入。如果周身剧烈瘙痒,起红斑、风团,在多家医院经抗过敏治疗数月甚至数年仍无效,且伴有胃脘不适,反酸,胃灼热,不妨去医院查一下幽门螺杆菌。

提起幽门螺杆菌,可能很多人都会联想到胃病。它的确是一种与胃溃疡、胃炎甚至胃癌密切相关的细菌,有研究者就曾因饮用了培养幽门螺杆菌的培养液而患了胃炎。它的传染力很强,可通过手、不洁食物、不洁餐具、粪便等途径传染,而且治愈之后可以重复感染。

幽门螺杆菌与荨麻疹的关系,在 20 世纪 90 年代就得以关注。1998 年某国外医生就发现,55%慢性顽固性荨麻疹患者胃内可查出幽门螺杆菌,经抗菌治疗消除幽门螺杆菌后,有 81%患者荨麻疹不再发生。

但是,目前幽门螺杆菌引起荨麻疹的病机尚不十分明确。有些学者认为,幽门螺杆菌可通过改变胃黏膜的通透性、促进组胺的释放,引起人体内的免疫功能紊乱,并产生特异性抗幽门螺杆菌 IgE。这也许就是其引发慢性荨麻疹持续状态的主要原因。

如果瘙痒伴有风团,且抗组胺治疗长时间得不到有效缓解,检查提示有幽门螺杆菌感染,可进行抗幽门螺杆菌治疗,常用的药物主要有阿莫西林(羟氨苄青霉素)、甲硝唑、克林霉素、甲基红霉素等。按照消化科的"三联疗法"进行正规的治疗,慢性顽固性荨麻疹患者或许能意外痊愈。

14. 孕期皮肤瘙痒一定是妊娠痒疹吗

妊娠对于女性而言,是一个特殊的阶段。在这个阶段,女性身体为了迎接新的生命,其内分泌、新陈代谢、免疫功能等都发生着改变,同时也通过皮肤改变表现出来。妊娠瘙痒是临床中的常见症状,妊娠各期均可出现,身上无皮疹的瘙痒为妊娠瘙痒症。妊娠瘙痒症是孕妇特有的生理反应,主要由皮肤的不断膨胀,感觉神经末梢受到刺激而引起。因此,皮损主要出现在腹部和股内外侧,除了瘙痒外,还可以见到条索样妊娠纹。除此之外,许多疾病也可以引起妊娠瘙痒,常见的可引起瘙痒的妊娠特异性皮肤疾病,包括以下几种。

(1)妊娠痒疹:是妊娠瘙痒类疾病中最常见的一种,多发生于妊娠早期(4～6个月),2/3患者的皮疹表现为湿疹样,累及面颈及四肢屈侧,1/3患者表现为丘疹样皮损。经过治疗后,大多数妊娠痒疹患者可以在妊娠期缓解,但是再次妊娠可复发,对胎儿无危险。

(2)妊娠多形性疹:又称为妊娠迟发痒疹,也可引起皮肤瘙痒,但它多发生在初次妊娠末3个月或分娩后,目前机制尚不清楚。临床首先表现为腹部突然出现妊娠纹,随后皮损形态可为多形性改变,瘙痒剧烈。皮损面积也较为广泛,但多不波及头面、掌跖部位。本病很少复发,也多不影响胎儿。

(3)肝内胆汁淤积症:我们在肝胆系统相关性瘙痒中所提及的肝内胆汁淤积症,也是造成妊娠瘙痒的重要原因。这类患者多具有家庭遗传背景,常发生于妊娠末期3个月,多无原发皮损,瘙痒剧烈,可首先出现在掌跖部位,很快出现泛发,小腿、前臂、臀部及腹部都涉及。虽然存在胆汁淤积,但只有少数患者伴有黄疸。不像妊娠痒疹,此病可造成胎儿的呼吸窘迫、早产和死产,孕妇在妊娠期间不能缓解,多在分娩后1个月消退。

(4)妊娠疱疹:也叫妊娠性类天疱疮,此病相对少见,且多发生于中年妊娠女性。妊娠3～9个月是本病的好发阶段,但在妊娠期间或产后也可发疹。皮损发生前可有乏力、恶心、头痛等前驱症状,皮损表现为红斑、水疱、风团,皮损泛发,但大多不波及面部、黏膜及掌跖部,再次妊娠可复发,对胎儿可能有一定影响。

除此之外,其他非特异性皮肤疾病,如银屑病、荨麻疹、湿疹等,或系统疾病也可引起妊娠瘙痒的发生。

15. 孕期皮肤瘙痒应如何护理

虽然引起妊娠瘙痒的疾病很多,但出现妊娠瘙痒的准妈妈们也不必过分紧张,大部分人可能只是妊娠瘙痒症而已,只要在日常生活中注意以下细节,能在很大程度上缓解瘙痒。

(1)皮肤护理:怀孕期间,由于体内环境变化,皮肤也变得更加敏感,因此更要减少对皮肤的刺激。在生活中要尽量避免洗澡过勤,避免热水刺激,尽量不要搔抓,如果无法控制,剪短指甲也是个不错的办法;内衣要宽松,忌化纤、羽毛、皮毛制品;不要乱用外用药。

(2)饮食调护:女性怀孕后,体内对水分的需求量增加,每天的饮水量要保证在1 000～2 000毫升。及时补充水分,有利于身体健康,也有利于保持皮肤的含水量;食物多样化,多吃蔬菜、水果以补充营养。此外,可多吃一些芝麻、核桃类的食物,中医学认为这样的食物既可以润肠通便,又可以润泽皮肤;避免食用辣椒、韭菜、大蒜等刺激性食物,这些食物容易诱发皮肤疾病,若患者本身为过敏体质,鱼、虾、蟹等海鲜类食物也应该注意。

(3)孕期监护:孕期监测对于预防准妈妈及胎儿疾病具有积极意义,尤其是妊娠肝内胆汁淤积患者,应注意监测凝血酶原时间、血清胆汁酸及肝功能。

(4)情志保健:好的心情是皮肤健康的良药,妊娠期间由于身体的不适应,很多孕妇会出现抑郁、烦躁症状,这些情绪常可加重皮肤瘙痒。因此,如何调节心情,坦然面对身体的改变,将有助于准妈妈平稳度过孕期。

(5)家庭护理:家人可帮助做一些放松按摩,一方面可以增强孕妇皮肤弹性,另一方面有助于稳定孕妇情绪,缓解瘙痒症状。

要提醒准妈妈们注意的是,如果经过适当的皮肤护理和生活调理,瘙痒仍然很顽固的话,则要及时去医院皮肤科就诊。

16. 更年期女性为什么易皮肤瘙痒

更年期是每个女性都会面临的一个阶段,这个阶段由于体内激素水平的变化,身体也会发生改变,但这些改变多意味着衰老,许多女性为此烦心,情绪波动强烈。因此,更年期女性的情绪状态往往是我们关注更年期的焦点,殊不知皮肤瘙痒也影响着许多更年期的女性,由于瘙痒剧烈,常常影响睡眠,而缺乏睡眠,自然会影响她们的情绪及身体健康,长此以往,形成恶性循环。

那么,为什么更年期的女性容易出现皮肤瘙痒呢,主要有以下3方面的原因。

(1)皮肤衰老:衰老是不可回避的问题,随着年龄增长,各种脏器的生理功能出现下降,皮肤也不例外。如《黄帝内经》中对女性生长衰老周期的描述一样:"女子七岁肾气生,齿更发长……五七面始焦,发始堕,六七三阳脉衰于上,面皆焦,发始白;七七任脉虚,太冲脉衰少,天癸竭,地道不通,故形坏而无子也。"书中认为,女性35岁(五七)皮肤就开始出现衰老,这种衰老多体现在面部皮肤及头发上,所谓"面始焦,发始白";而到了42岁这种衰老就较为明显了,到了49岁多数女性出现了绝经,进入了更年期。衰老的皮肤,由于较薄,且失去弹性,变得更加敏感,受到太阳辐射等刺激因素,更容易出现瘙痒。

(2)雌激素减少:女性进入更年期后,由于卵巢功能减退,分泌雌激素水平下降,第二性征逐渐出现萎缩状态。皮肤作为第二性征的重要基地、雌激素的重要靶器官之一,也出现了相应改变。因为雌激素影响了女性皮肤表面的毛发生长、皮下脂肪的分布及皮肤的感触觉。老年女性雌激素水平低下,皮下组织脱水,皮肤干燥松弛,极易引起瘙痒。

(3)过度洗浴:女性卫生习惯较好,即便在进入更年期后,仍频繁地进行洗浴,使皮肤含水量及皮脂分泌进一步减少,往往是皮肤瘙痒的重要诱因之一。

17. 外阴瘙痒一定是感染吗

外阴瘙痒是一种让患者感到非常痛苦的症状,因为外阴是女性的隐私部位,出现瘙痒后,许多女性都会自觉肮脏,并有较强的自卑感,因此大都都讳莫如深、难以启齿。

一旦患了外阴瘙痒,绝大多数女性首先会想到可能是局部感染,于是自行购买清洁用品频繁清洗,但结果却适得其反,这是为什么呢?一方面,引起外阴瘙痒的原因很多,感染只是其中的一种原因,而感染也分为很多种,如真菌感染、细菌感染、病毒感染及寄生虫感染,所购买的清洁用品并不能有效控制局部感染;另一方面,频繁采用清洁用品清洗外阴,容易破坏阴部的自净环境,造成局部的酸碱失衡,反倒更容易加重感染。接下来为大家介绍几种常见的可以引起外阴瘙痒的感染性疾病。

(1)真菌感染:真菌感染是常见的外阴感染之一,其中以念珠菌的感染最为常见。念珠菌感染引起的皮肤瘙痒常可见局部红斑,伴有烧灼感,并且可见白色豆腐渣样白带。

(2)寄生虫感染:寄生虫感染可由性接触,或使用感染者的毛巾、被褥及衣服等被传染。常见的寄生虫感染有以下几种:①蛲虫。蛲虫是一种肠道寄生虫,多发生于学龄前儿童,由于雌虫夜间通过肛门爬出,在肛周产卵,可起肛周及外阴部位瘙痒,若发生搔抓,则可使虫卵黏附在手上,沾染他处,甚至再次由口而入。②疥疮。疥疮是由于疥螨感染引起,疥虫可以刺激大阴唇等部位,形成瘙痒性结节。疥疮引起的瘙痒多不局限于外阴部,手缝、手臂屈侧、小腹部等皮肤较薄的部位,往往都易受累,同时可见丘疹等皮损。③阴道毛滴虫。它是一种常见的由原虫动物引起的性传播疾病,一般女性患者在感染后可伴有黄绿色泡沫状的异味分泌物。有患者还可出现性交疼痛及排尿时的尿道烧灼感。

(3)病毒感染:这也是引起外阴瘙痒的因素之一,常见的病毒感染性疾病包括：传染性软疣、生殖器疱疹等。传染性软疣具有典型的皮损：半球形丘疹，中央微凹如脐窝，有蜡样光泽，多见于儿童及青年，本病也常不局限于外阴部。生殖器疱疹是一种表现为疼痛性的丘疱疹，可出现溃疡，但是瘙痒仍然是它的症状之一，多发生于前驱期及水疱溃疡前。

（4）其他：引起外阴的瘙痒的感染还有链球菌感染、血吸虫感染等，但并不常见。

综上所述，感染的确是外阴瘙痒发生的重要因素，但引起外阴瘙痒的原因绝不仅仅是感染。那么，还有其他什么原因呢？下篇将详细介绍。

18. 谁是外阴瘙痒的幕后黑手

身体出现的不适症状往往都是给我们的警示，告诉我们应该关注自己的健康。而我们如何解读这些警示更为重要，因为只有做出正确的分析，才能保持健康。外阴瘙痒也是一样，作为一种不适症状，它又给我们些什么提示，也就是说，引起外阴瘙痒的幕后黑手有哪些呢？

（1）局部接触过敏：白带及月经都是成年女性的生理现象，因此女性外阴常易处于潮湿环境，若平时护理不善，穿着化纤内裤或经常使用卫生护垫等致通透不良，这些分泌物常常会刺激局部皮肤，引发瘙痒。此外，市售外阴清洁产品、卫生巾等，也常常因为成分、材质而导致局部接触过敏。

（2）炎症性皮肤病：首先，必须明确一个概念，炎症是机体对损伤等因素做出的防御反应，并不能等同于感染。因此,这里所讲的外阴部位的炎症性皮肤病,并不是指感染类疾病。这些炎症性皮肤病,是外阴瘙痒的重要原因,常见的有以下几种:①单纯苔藓。本病是最常见的外阴瘙痒性疾病,皮损处常因反复搔抓而肥厚,呈现红色或正常肤色,或有色素沉着,多为原发疾病。②银屑病。外阴部银屑病是相对较为特殊的皮肤病,皮损常累及外阴毛际及皱褶部位,典型的皮损为红斑,附有鳞屑。③硬化性苔藓。这是一种自身免疫性疾病,也是妇科就诊最多的疾病之一。患者平均发病年龄为50岁,主要侵犯外阴黏膜。病变早期局部皮肤发红肿胀,呈粉红色,其后进一步发展,皮肤及黏膜变薄变白,失去弹性,干燥易裂,阴蒂萎缩且与包皮粘连,小阴唇缩小,可导致性交困难。

(3)外阴肿瘤类疾病:外阴皮肤肿瘤也是引起外阴瘙痒的原因之一。女阴上皮内瘤样变就是其中的一种,多见于45岁左右的妇女。约50%的患者伴有其他部位的上皮内瘤样变,多伴有宫颈上皮内瘤样变。症状无特异性,仅表现为瘙痒或烧灼感,无明显体征。有时表现为丘疹、斑点或赘疣。年轻患者常自行消退,但60岁以上或伴有免疫抑制的年轻患者可能转变为浸润癌。此外,还有女性外阴 Paget 病,该病多侵犯65岁以上的妇女,皮损表现为浸润性斑块,可有溃疡,多数情况下病变仅限表皮,预后较好。

(4)系统疾病:有些系统疾病也可出现外阴瘙痒,如糖尿病、肾衰竭及维生素缺乏症。尤其是老年女性,若出现外阴顽固瘙痒,应除外糖尿病。

十、穴位刺激疗法治疗皮肤瘙痒

1. 皮肤瘙痒与经络有关系吗

中医学认为,皮肤具有卫护机体、抵御外邪、排泄汗液、调节体温、分泌皮脂、新陈代谢等多种重要功能,与脏腑有着极为密切的联系,而这一联系是通过经络来实现的。正如《素问·缪刺论》所云:"邪之客于形也,必先舍于皮毛、留而不去……入舍于经脉,内联五脏,散于肠胃阴阳俱感,五脏乃伤,此邪之从皮毛而入,极于五脏之次也。"说明皮肤生理、病理与经络甚为密切。而皮肤病理状态下出现的皮肤瘙痒,也与经络的关系甚为密切。

皮肤覆盖身体表面,肉眼可见,接受外界各种刺激,易于观察,关于经络探讨的研究最早是皮肤组织。如测定经穴上的皮肤电阻,看到在经穴上有低电阻的趋向,因而认为皮肤的良导现象即是经络通路的证据。以低频电脉冲刺激十二经井穴,发现循经感传现象,感传路线与《灵枢·经脉篇》所载经脉在体表的循行路线基本一致。少数在循经感传出现时,还可在皮肤上看到循经的白线、红线、出血条痕、丘疹和皮丘带,同时出现瘙痒、疼痛等自觉症状。临床中的一些患者,皮疹及瘙痒症状的分布于头、项、躯干、四肢、手足部位,与中医经络图相吻合,如扁平苔藓、线状皮炎、硬皮病、神经性皮炎、湿疹、带状疱疹等。皮疹表现为瘙痒症状波及某一条经络,也有某两条经络,甚至多条经络受累。有的局限于经气聚集的某些区域,有的在经络循行的通路上,有的患者数处皮疹沿经络分布而在一定部位汇合成一大片,并且同一种皮肤病的瘙痒症状可以表现在不同的经络,同一经络可以出现不同的皮肤病及自觉症状。

由于经络有一定的循行部位和脏腑络属,它可以反映所属经络脏腑的病症,这样就为临床提供了辨证论治的依据,正如《灵枢·经脉篇》曰:"经脉者,所以能决死生,处百病,调虚实,不可不通。"

2. 针灸为什么能止痒

多种皮肤病伴有不同程度的瘙痒症状,其中某些皮肤病的瘙痒症状极为顽固,常使患者痛苦不堪,大脑皮质功能反应引起的搔抓往往使瘙痒加剧,病程迁延。同时,瘙痒的机制甚为复杂,目前现代医学尚未能完全探明,而临床上的止痒多为对症措施,一般常用的止痒药物,其疗效均短暂,总有部分顽固性瘙痒难以解决。而针灸具有良好的止痒效果,其多种疗法,如针刺、艾灸、放血、拔罐等均对多种皮肤病,如荨麻疹、神经性皮炎、湿疹、皮炎、扁平苔藓等具有良好的疗效。

中医学认为,瘙痒发生之处多为外邪致病,"风为百病之长",外邪以风邪为主,而兼其他病邪;皮肤病迁延不愈、反复发作至病久,而多内风。因此,止痒的关键之一在于治"风",而治风是针灸疗法的优势。针灸疗法具有疏通经络的作用,能够活血祛风透邪。经络"内属于脏腑,外络于肢节",运行气血是其主要的生理功能之一。经络不通,气血运行受阻,临床表现为瘙痒、疼痛、麻木、肿胀、瘀斑等症状。针灸选择相应的腧穴和针刺手法及三棱针点刺出血等使瘀阻的经络通畅,气血运行正常而达到通络活血疏风的作用。

同时,针灸能够调和阴阳、扶正祛邪,可使机体从阴阳失衡的状态向平衡状态转化,扶助机体以抗病祛邪。瘙痒的发生发展过程,从总体上可归纳为机体的阴阳失衡,外感风邪或内伤生风所致。针灸治病,就是在于能发挥其扶正祛邪的作用。

3. 止痒有哪些穴位刺激疗法

穴位刺激止痒方法丰富多样,主要包括针刺、艾灸、放血、拔罐等。

(1)针刺疗法是在中医理论的指导下把针具(通常指毫针)按照一定的角度刺入患者体内,运用捻转与提插等针刺手法来刺激人体特定部位从而治疗疾病的方法。刺入点称为人体腧穴,简称穴位。针刺止痒采用辨证论治,无论寒热虚实均可采用。

(2)艾灸是艾绒或其他药物放置在体表的穴位上烧灼、温熨,借灸火的温和热力及药物的作用,通过经络的传导,起到温通气血,扶正祛邪,达到治疗疾病和预防保健目的的一种外治方法。

(3)拔罐法是应用各种方法排除罐筒内空气以形成负压,使其吸附体表以治疗疾病的方法,又称吸筒疗法、拔筒法。古代有以兽角制成的,称角法。通过吸拔,可引致局部组织充血或瘀血,促使经络通畅、气血旺盛,具有活血行气、止痛消肿、散寒、除湿、散结拔毒、退热等作用。拔罐止痒只用于偏于实证的瘙痒患者,实热与实寒均可。

(4)梅花针疗法,也称皮肤针疗法,即由五根或七根针结成丛针,弹刺皮肤经络穴位。主要用于局限性皮疹,通过叩刺皮疹局部起到激发正气、透邪外出以止痒的作用,多用于神经性皮炎的止痒。

此外,针刺止痒还可采用经典的耳针法、头针法、手针法、足针法和腕踝针法,以及现代新增的穴位激光照射法、穴位贴敷法、穴位埋线法、穴位磁疗法和穴位注射法等。

需要指出,针灸止痒疗效好,可用于大多数皮肤瘙痒的患者,但对于年老体弱及孕妇等特殊患者,运用针灸治疗还应明确禁忌证。

4. 针灸止痒的穴位有哪些

针灸疗法治疗皮肤瘙痒,是通过刺激体表的腧穴,从而调节脏腑及经络平衡,激发运行气血的功能,使病变的皮肤恢复正常,针灸止痒的取穴主要包括经络取穴与皮疹局部阿是穴两大类。

"诸痛痒疮,皆属于心",经络取穴主要选取与脏腑"心"密切相关的经络,如手少阴心经、手厥阴心包经、手太阳小肠经、手少阳三焦经的相关腧穴。同时,瘙痒发生的病机与气血的虚实息息相关,"心主血脉、脾统血、肝藏血、肺朝百脉、肾主藏精",气血与心、肝、脾、肺、肾均密切相关。因此,针灸止痒的取穴不局限于某一经、某一穴,而是根据不同患者的不同辨证而选取相关的穴位。

临床常用止痒的穴位如下所述。

血海:为足太阴脾经穴,主血分病,具有清热凉血、滋阴养血作用。

三阴交:具有养阴清热、活血化瘀作用,故血海配三阴交可达滋阴清热、祛风止痒之目的。

尺泽:为手太阴肺经合穴,肺主皮毛,皮肤瘙痒必取之。

曲池:为手阳明大肠经的合穴,针刺此穴能宣泄风热之邪,清利阳明蕴热、凉血止痒,《十二穴主治杂病歌》谓曲池"偏身风癣癫,针著即时瘥"。

合谷:手阳明大肠经原穴,属气,能振奋周身之阳气。因肺与大肠相表里,故善治皮肤瘙痒之肌表疾患。

足三里:是足阳明胃经合穴,针刺此穴有调理脾胃功能,协调气血阴阳的作用,正对皮肤瘙痒的病机。

风池:透风府具有调节全身诸阳经气的作用,为治疗皮肤瘙痒的经验效穴。

百虫窝:主治"风湿痒疹",是治疗皮肤瘙痒的经验之穴,有疏通经络气血壅滞及止痒之功。

另外,曲池、合谷、足三里均属阳明经,多气多血之经,善于开泄,可以清泄阳明积热,达到疏风邪而清血热的目的。诸穴合用共寓"治风先治血,血行风自灭"之义。

阿是穴是指一类没有固定的位置和名称的穴位,这类穴位一般都随病而定,多位于病变的附近,也可在与其距离较远的部位,临床上医生根据按压患者有酸、麻、胀、痛、重等感觉和皮肤变化而予以临时认定,即人们常说的"有痛便是穴",在皮肤科即为"以疹为腧""以痒为腧"。阿是穴广泛运用于各类疾病的诊治中,在皮肤病尤为如此。

5. 针灸止痒应注意哪些问题

临床运用针灸疗法止痒应掌握一定的禁忌证,在实际操作时还应注意一些针刺部位、角度等实际问题。主要有以下几方面。

(1)过于疲劳、精神高度紧张、饥饿者不宜针刺;年老体弱者针刺应尽量采取卧位,取宜穴少,手宜法轻。

(2)对于怀孕妇女,针刺不宜过猛,腹部、腰骶部及能引起子宫收缩的穴位如合谷、三阴交、昆仑、至阴等禁止针灸。对于孕妇,尽可能使用草药外洗的方法止痒,避免针灸疗法。

(3)小儿因不配合,一般不留针。婴幼儿囟门部及风府、哑门穴等禁针。

(4)有出血性疾病的患者,或常有自发性出血,损伤后不易止血者,不宜针刺。

(5)皮肤感染、溃疡、瘢痕和肿瘤部位不予针刺,特别是皮疹局部的针刺应尽量避免。

(6)眼区、胸背、肾区、项部,针刺时应掌握深度和角度,禁用直刺,防止误伤重要脏器。

(7)对于银屑病、扁平苔藓、扁平疣等易出现"同形反应"的瘙痒患者,应避免在急性期或进行期进行针刺。

总之,针刺止痒确实有很好的疗效,但并非万能,特别是一些急性皮肤病的治疗,应根据情况及时采用综合治疗,才能更有利于患者,也可充分发挥针灸的作用。

6. 放血疗法能止痒吗,怎么"放"

(1)放血疗法:主要指刺络放血,是用三棱针、毫针、梅花针等针具在人体某些特定的部位刺破浅表络脉,放出少量血液用以调节阴阳,治疗疾病的特殊针刺方法。该法应用广泛、简便安全且疗效肯定,因而在民间广为流传。刺络放血法能够通经活络、开窍泻热、调和气血、消肿止痛,具有良好的祛风止痒功能,临床治疗顽固性瘙痒疗效显著,常与拔罐疗法同时使用。

(2)放血的部位:包括耳背、大椎、背俞穴及局部阿是穴等。如大椎穴,为督脉与诸阳经交会之所,六阳经气所汇之处,可宣通诸阳经之气而祛邪止痒。如背俞穴,"诸痛痒疮,皆属于心",心主血脉、藏神,肺合皮毛、朝百脉,肝主藏血、血舍魂,脾统血,取其相应的背俞穴刺络放血旨在养血活血安神,调和脏腑阴阳,促进全身的血液流通。另外,血会膈俞,风热毒蕴于血分者,尤宜取之。常配合拔罐,则风寒湿热燥诸邪尽去,引邪外出,活血祛瘀则气血通畅,其痒自愈。取阿是穴、耳背静脉。阿是穴采用皮损周围点刺不针,耳背处青筋以三棱针点刺后挤出鲜血数滴。

(3)禁忌:科学的认识刺络放血疗法的禁忌。尽管刺络放血疗法在临床上应用比较广泛,但也与其他任何一种疗法一样,具有一定的局限性和禁忌,如有出血倾向、贫血、极度虚弱、严重心力衰竭者应禁止放血。刺络放血疗法出血量应掌握好,如果操作不当就容易出现不适反应,甚至导致病情加重。

7. 穴位埋线能止痒吗,需要注意哪些事项

穴位埋线疗法是使用羊肠线或其他可吸收线体对穴位进行植入,是在针灸经络理论的指导下,将医用羊肠线埋入相应穴位区域,经过多种因素持久、柔和地刺激穴位,达到疏通经络气血的目的以治疗疾病的一种方法。穴位埋线后,肠线在体内软化、分解、液化和吸收时,对穴位产生的生理、物理及化学刺激长达 20 天或更长时间,从而对穴位产生一种缓慢、柔和、持久、良性的"长效针感效应",长期发挥疏通经络作用,达到"深纳而久留之,以治顽疾"的效果。

穴位埋线疗法具有良好的止痒效果,尤其对于中西药物久治不愈慢性顽固性瘙痒,往往获得意想不到的疗效。如顽固的外阴瘙痒,可选取曲骨、关元、中极、血海、三阴交,在这些穴位进行羊肠线埋藏治疗阴痒可取得较好疗效。

当然,穴位埋线疗法需要注意禁忌证及不良反应。女性在月经期、妊娠期等特殊生理期时期尽量不埋线,对于月经量少或处于月经后期患者可由医生视情况埋线。皮肤局部有感染或有溃疡时不宜埋线。肺结核活动期、骨结核、严重心脏病、瘢痕体质及有出血倾向等,患者均不宜使用此法。埋线后局部出现微肿、胀痛或青紫现象是个体差异的正常反应,是由于局部血液循环较慢,对线体的吸收过程相对延长所致,一般 7~10 天即能缓解,不影响疗效。埋线后6~8 小时局部禁沾水,不影响正常的活动。埋线期间饮食宜清淡。埋线疗法所采用的针具及线体均为一次性的医疗

产品,保证一人一针,避免医源性交叉感染。如果埋线后局部出现红肿热痛者,请与医生联系,以做相应抗感染处理。

8. 艾灸哪些部位可止痒

艾灸是用艾叶制成的艾灸材料产生的艾热刺激体表穴位或特定部位,通过激发经气的活动来调整人体紊乱的生理生化功能,从而达到防病治病目的的一种治疗方法。《名医别录》载:"艾叶,味苦,微温,无毒,主灸百病",艾灸对寒、热、虚、实证都有较好的作用,正如李梴《医学入门》所说:"虚者灸之,使火气以助元阳也,实者灸之,使实邪随火气而发散也,寒者灸之,使其气复温也,热者灸之,引郁热之气外发就燥之义也。"故对寒热虚实之瘙痒均有疗效。

艾灸止痒主穴选阿是穴,艾灸体表患处,通过温热激发经气,窜透皮肤,直达深部而起到温通经脉,驱散风寒,活血化瘀,清热除湿,疏风止痒等治疗作用。如神经性皮炎,多因脾经湿热,肺经风毒客于肌肤腠理之间,蕴阻肌肤所致。病久皮肤经络失于濡养,艾灸后湿热得除,风邪得散,肌肤得养,故痒止病除。除主穴选阿是穴外,也要选取特定腧穴以提高疗效,常选穴位如曲池、血海、三阴交、足三里及背俞穴等。

此外,由于艾灸以火熏灸,施灸不注意有可能引起局部皮肤的烫伤;另一方面,有些部位或有些人是不能施灸的,这些就是施灸的禁忌,如凡暴露在外的部位,如颜面,不要直接灸,以防形成瘢痕,影响美观。皮薄、肌少、筋肉结聚处,妊娠期妇女的腰骶部、下腹部,男女的乳头、阴部、睾丸等不要施灸。另外,关节部位不要直接灸,大血管处、心脏部位不要灸。

9. 拔罐能止痒吗,需要注意什么

拔罐是以罐为工具,利用燃火、抽气等方法产生负压,使之吸附于体表,造成局部瘀血,以起到通经活络、行气活血、消肿止痛、祛风散寒等作用的疗法。拔火罐能祛风散寒,行气活血,通经活络,振奋阳气,祛邪外出而止痒。拔罐疗法适用于急、慢性患者,特别对于某些对抗过敏疗法、激素类药物不敏感或不适宜应用激素患者,拔罐疗法常获奇效。

拔火罐,罐中的负压能刺激神经、肌肉、血管及皮下腺体,使毛细血管扩张,汗孔增大,改善局部的血液循环,使淋巴循环加速,促进新陈代谢,引起一系列的神经、内分泌反应。因此,火罐能更有效地调节机体的免疫功能,拮抗组胺和乙酰胆碱等活性物质,抑制变态反应,降低血管渗透性,从而使皮疹消退,瘙痒消失。

拔罐时应注意:保暖,拔罐时均要在脱衣服后才能治疗,所以治疗时应避免冷风直吹,防止受凉,保持室内的温度。拔罐禁忌部位:心前区、皮肤细嫩处、破损处、瘢痕处、乳头及骨突出处。禁止在同一部位重复拔罐,在旧痕未消退前,不可再拔罐。空腹、饱腹不宜拔罐。拔火罐后不要马上洗澡。

10. 哪些皮肤病可用梅花针止痒

梅花针是中医针灸学遗产的一部分,对于很多疾病具有独特的疗效。梅花针为<u>丛针浅刺法</u>,是集合多支短针浅刺人体一定部位和穴位的一种针刺方法,是我国古代"半刺""浮刺""毛刺"等针法的发展,临床应用极为广泛。梅花针直接破坏病灶,祛瘀生新,其中叩刺出血可使邪毒瘀血速去,正符合《灵枢·九针十二原》中"宛陈则除之"之意,祛风止痒之功立效,并可加快局部血氧代谢,扩张血管,改善组织神经营养,提高局部神经的耐受性。

梅花针对皮损以苔藓样变为特征的皮肤病疗效显著。如神经性皮炎,以皮肤肥厚粗糙及阵发性奇痒为主要临床表现。局部皮肤常规消毒,用梅花针在病变部位重叩出血,对反复发作,病变部位较广泛者,酌刺膈俞、曲池、足三里、大椎穴(中度刺激,局部皮肤微红,不出血),一般治疗 3～5 次皮肤瘙痒即明显减轻。临床以苔藓样变为特征的皮肤病还包括慢性湿疹、斑块型银屑病、肥厚型扁平苔藓、皮肤淀粉样变等,梅花针均具有良好疗效。此外,梅花针还对瘙痒性皮肤病初期具有较好疗效,如钱币状湿疹等。

11. 电针能止痒吗,可以选择哪些穴位

电针是用针刺入腧穴得气后,在针上通以(感应)人体生物电的微量电流波(分为连续波、断续波),以刺激穴位治疗疾病的一种疗法。皮肤受物理、化学因素刺激后,导致局部组胺、激肽和蛋白酶分解等化学介质释放,并作用于痒觉

感受器产生瘙痒。电针可刺激人体的表皮及真皮浅表层的游离神经末梢中的痒觉感受器。电针密波能降低神经应激性,通过皮肤电针,作用于神经末梢,降低其感受外界刺激的能力,从而使瘙痒症状减轻或消失。

中医理论认为,瘙痒与风邪有关,风湿夹热、外感风邪或风热相聚、滞留于皮肤,结而不散则发痒,电针治疗瘙痒有很明显的效果。电针取穴可按传统针灸理论,循经选穴,辨证施治;也可用阿是穴作为电刺激点;还可结合神经的分布选取穴位及肌肉神经运动点。常用穴位如曲池、合谷、膈俞、血海、足三里、三阴交、太冲等。曲池、合谷同属阳明,擅开泄,既可疏风解表,又能清泄阳明,风邪侵袭、胃肠积热者用之皆宜。膈俞为血之会穴,与血海同用,可调理营血,而收"治风先治血,血行风自灭"之效。胃经足三里、三阴交、太冲共奏清除脾胃、胃肠、肝经湿热之效,对瘙痒证属湿热者疗效显著。

附录 皮肤瘙痒常用药物

★**百多邦软膏**:通用名莫匹罗星软膏。本品为局部外用抗生素,适用于革兰阳性球菌引起的皮肤感染,如脓疱病、毛囊炎、疖肿等原发性皮肤感染及湿疹合并感染、溃疡合并感染、创伤合并感染等继发性皮肤感染。局部涂于患处,必要时,患处可用辅料包扎或覆盖。每日 3 次,5 天为 1 个疗程,必要时可重复为 1 个疗程。

★**盐酸环丙沙星凝胶**:广谱抗菌药,用于治疗脓疱疮、疖疮、毛囊炎、湿疹合并感染、外伤感染、癣病合并感染,以及其他化脓性皮肤感染等。外用涂患处,每日 2~3 次或遵医嘱。偶有轻微刺痛感。

★**夫西地酸乳膏**:本品主要用于由葡萄球菌,链球菌,痤疮丙酸杆菌,极小棒状杆菌及其他对夫西地酸敏感的细菌引起的皮肤感染。主要适应证包括,脓疱疮、疖、痈、甲沟炎、创伤感染、须疮、汗腺炎、红癣、毛囊炎、寻常型痤疮。涂于患处,每日 2~3 次,1 个疗程为 7 天。治疗痤疮时可根据病情的需要延长疗程。局部应用本品一般无不良反应,偶尔会有轻微的刺激感,对腿部深度溃疡的治疗会伴有疼痛,但通常无须停药。

★**达克宁软膏**:通用名硝酸咪康唑乳膏。本品为广谱抗真菌药,对皮真菌、念珠菌、隐球菌等具有抑制和杀灭作用,同时对革兰阳性球菌和杆菌也有很强的抗菌力。适用于由皮肤真菌、酵母菌和其他真菌引起的皮肤、指(趾)甲感染,如脚癣、股癣、手癣、体癣、花斑癣、头癣、须癣、甲癣及皮肤、指(趾)甲念珠菌病、口角炎及外耳炎。耐受性好,极少数病例可能有烧灼和刺激感。外涂患处,每日1～2次。

★**环吡酮胺软膏**:广谱抗真菌药,用于浅部皮肤真菌感染,如体、股癣,手、足癣(尤其是角化增厚型),花斑癣,皮肤念珠菌病,也适用于甲癣。外用。取本品适量涂于患处,每日1～2次,疗程2～4周。本品有较强的渗透力,可渗透表皮和真皮各层,还可渗入皮脂腺、毛囊,更有效地渗入足部角质层,对角化型足癣有效。

治疗甲癣,先用温水泡软甲板,尽可能把病甲削薄,将药膏用胶布固定在患处,每日1次,疗程3～6个月。偶见局部发红、瘙痒、刺痛或烧灼感等刺激症状,偶可发生接触性皮炎。

★**1%酮康唑洗剂**:商品名采乐。本品用于治疗和控制头皮屑及其相关的脱屑、鳞屑和瘙痒。外用,将适量本品(约5毫升)涂于已润湿的头发上,轻揉以产生大量泡沫。轻轻按摩头皮3～5分钟,然后用清水冲洗净。如需要,可重复1次。治疗头皮屑:每周2次,连用2～4周。

★**二硫化硒洗剂**:本品用于祛头屑、防治皮脂溢出、头皮脂溢性皮炎、花斑癣(汗斑)。用法用量:①治疗头皮屑和头皮脂溢性皮炎。先用肥皂清洗头发和头皮,取本品5～10克(半杯至1杯)药液于湿发及头皮上,轻揉至出泡沫;待3～5分钟后,用温水洗净,必要时可重复1次。每周2次,1个疗程2～4周,必要时可重复1～2个疗程。②治疗花斑癣。先洗净患处,根据病患面积取适量药液涂抹(一般10～30克,相当于1～3杯);保留10～30分钟后用温水洗净。每周2次,1个疗程2～4周,必要时可重复1～2个疗程。

　　★**伊曲康唑胶囊**:本品为抗真菌药物。适于治疗浅部真菌病中的体癣、股癣、汗斑、皮肤和黏膜念珠菌病泛发且外用效果不佳者,可以口服治疗。还适用于由皮肤癣菌和(或)酵母菌引起的指(趾)甲真菌病。不良反应主要为胃肠道反应,可有一过性转氨酶升高,应用时请遵医嘱。

　　★**盐酸特比奈芬片**:本品对皮肤癣菌有杀菌作用,耐药性好、毒性低。本品适用于:①由毛癣菌、狗小孢子菌和絮状表皮癣菌等引起的皮肤、头发和甲的感染。②各种癣病(体癣、股癣、手足癣和头癣等),以及由白色念珠菌等引起的皮肤酵母菌感染。③由霉菌引起的甲癣(甲真菌感染)。常见的不良反应有皮疹、瘙痒、腹泻、恶心及呕吐,多为一过性。应用时请遵医嘱。

　　★**米诺环素(二甲胺四环素)**:适用于寻常性痤疮,沙眼衣原体或解脲支原体引起的无并发症的尿道炎宫颈感染,男性淋球菌性尿道炎或肛门直肠炎,梅毒。不良反应主要为胃肠道不适,包括食管、胃烧灼感,腹部不适,恶心呕吐,非空腹给药可减轻胃肠道反应。肝肾功能不全者慎用或忌用,应用时请遵医嘱。

　　★**炉甘石洗剂**:本剂具有润滑、收敛、抗酸性及保护作用。可用于渗出较少的红皮病、亚急性湿疹或亚急性皮炎等。摇匀,外用,每日2～3次。

★氯雷他定：用于缓解慢性荨麻疹、瘙痒性皮肤病及其他过敏性皮肤病的症状及体征。口服，成年人或 12 岁以上儿童，每次 1 片(10 毫克)，每日 1 次。

★氯苯那敏(扑尔敏)：属羟胺类，有较强的抗过敏作用，但中枢镇静作用和抗胆碱能作用比其他抗组胺药弱。用于各种过敏性疾病、虫咬、药物过敏反应等。口服，成年人 4 毫克，每日 3 次；儿童口服剂量为每日 0.35 毫克/千克，分 3 次服用。不良反应：老年患者服用易致头晕、头痛和血压降低。应用时遵医嘱。癫痫患者禁用，婴幼儿慎用。

★去氯羟嗪：是羟嗪的衍生物，抗组胺作用强而持久，兼有抗胆碱能作用。对于急慢性荨麻疹、胆碱能性荨麻疹、血管神经性水肿及皮肤划痕症有效。成年人口服每次 25～50 毫克，每日 2～3 次，或睡前 1 次。不良反应为嗜睡、口干等，少数用药期间出现兴奋、激动等反常现象。

★西替利嗪：用于治疗过敏引起的瘙痒、荨麻疹的对症治疗及虫咬、药物过敏反应等。口服，成年人每日 1 次，每次 10 毫克。偶有轻微和短暂的不良反应，应用请遵医嘱。

★非索非那定：用于慢性特发性荨麻疹的皮肤症状。成年人和 12 岁以上儿童，每次 120 毫克，每日 1 次。肝肾功能不全者慎用。应用请遵医嘱。

★氧化锌软膏：具有收敛、保护皮肤作用。用于急性或亚急性皮炎、湿疹、痱子及轻度、小面积的皮肤溃疡。外用涂于患处。每日 2 次。

★依巴斯汀：用于治疗荨麻疹、过敏性鼻炎、湿疹、皮炎、皮肤瘙痒症等。口服，成年人用量，每日 1 次，每次 10 毫克。老年人及肝肾功不全者慎用,应用请遵医嘱。

★**派瑞松**:通用名曲安奈德益康唑乳膏。适用于:①伴有真菌感染或有真菌感染倾向的皮炎、湿疹。②由皮肤癣菌、酵母菌和真菌所致的炎症性皮肤真菌病,如手足癣、体癣、股癣、花斑癣。③尿布性皮炎。④念珠菌性口角炎。⑤甲沟炎。⑥由真菌、细菌所致的皮肤混合感染。局部外用。取适量本品涂于患处,每日早晚各1次。治疗皮炎、湿疹时,疗程2~4周。治疗炎症性真菌性疾病应持续至炎症反应消退,疗程不超过4周。

★**艾洛松**:通用名糠酸莫米松乳膏,本品用于湿疹、神经性皮炎、异位性皮炎及皮肤瘙痒症。外用,每日1次涂于患处。

★**卓尔**:通用名丁酸氢化可的松软膏,本品为糖皮质激素类药物,外用具有抗炎、抗过敏、止痒及减少渗出作用。局部外用。取适量本品涂于患处,每日2次。

★**毒清胶囊**:主要成分为地黄、当归、丹参、蝉蜕、苦参、白鲜皮、甘草、黄芩、土茯苓。功用:养血润燥,化湿解毒,祛风止痒。适用于血虚湿蕴所致皮肤病。口服。每次3~4粒,每日3次。

★**玉屏风颗粒**:主要成分为黄芪、白术、防风。功用:补气、固表、止汗。适用于表虚失固,外受风寒引起的皮肤病。沸水冲服,每次1袋(5克),每日3次。

★**防风通圣丸**:主要成分为防风、麻黄、荆芥穗、薄荷、大黄、芒硝、滑石、栀子、黄芩、连翘、生石膏、桔梗、川芎、白芍、当归、白术、甘草。功用:解表通里,清热化毒。适用于内有蕴热,外受风邪所致表里俱实证皮肤病。口服。每次1袋(6克),每日2次。虚寒证者不适用。

★当归苦参丸:主要成分为当归、苦参。功用:活血化瘀,祛湿清热。适用于血燥湿热引起的皮肤病。口服。每次1袋(6克),每日2次。

★龙胆泻肝丸:主要成分为龙胆草、黄芩、栀子、泽泻、通草、车前子、当归、柴胡、生地黄、甘草。功用:清利肝胆湿热。适用于肝胆湿热或实火循经上蒸下注所致的皮肤病。口服。每次3～6克,每日2次。

★加味逍遥丸:主要成分为柴胡、栀子、牡丹皮、薄荷、白芍、当归、白术、茯苓、甘草。功用:疏肝清热,健脾养血,适用于肝郁血虚,气血不和所致皮肤病。口服。每次1袋(6克),每日2次。

★消风止痒颗粒:主要成分为防风、蝉蜕、苍术(炒)、地黄、地骨皮、当归、荆芥、亚麻子、石膏、甘草、木通。功用:消风清热,除湿止痒。主治丘疹样荨麻疹,也用于湿疹、皮肤瘙痒症。口服。每次1袋(15克),每日3次。